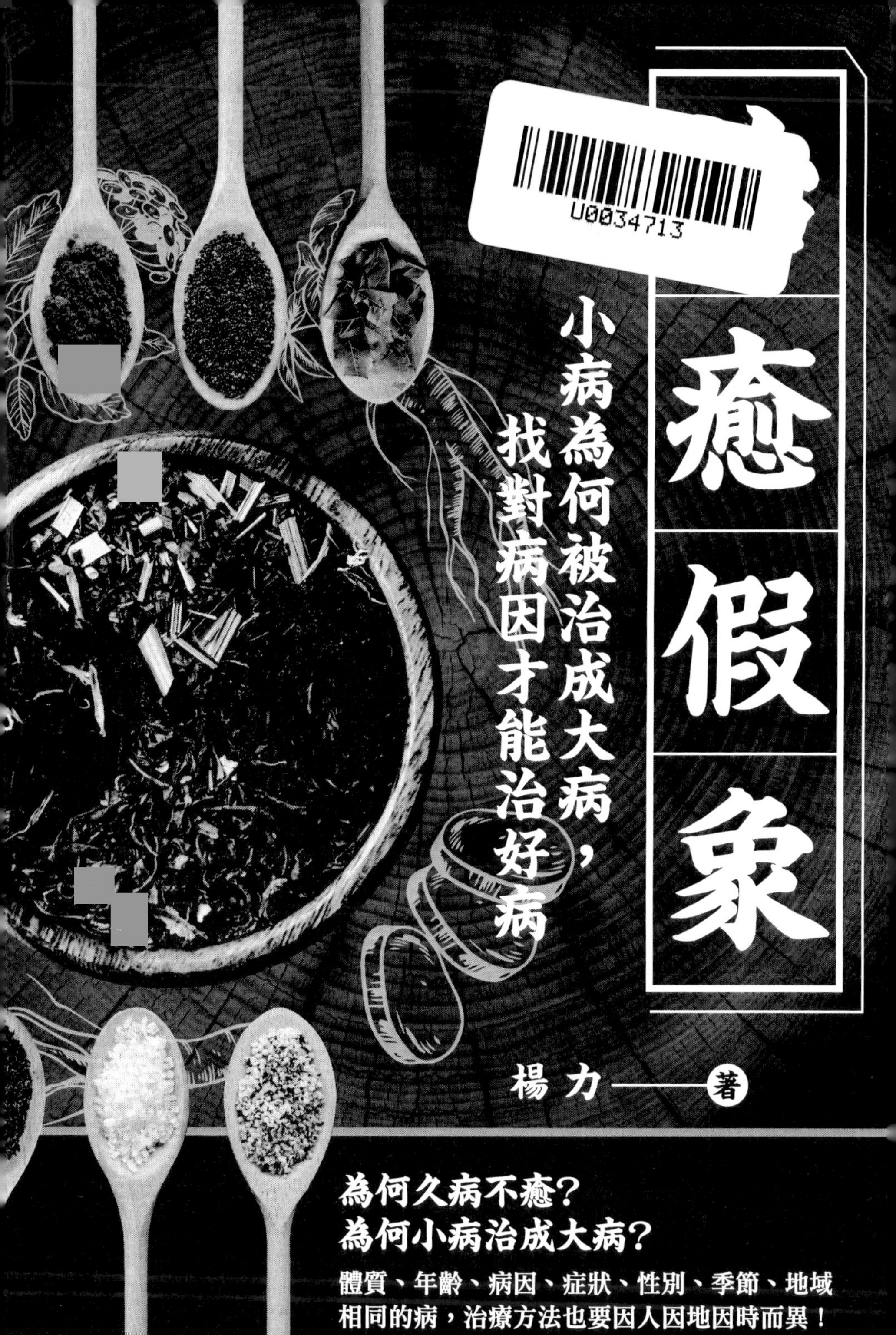
癒假象
小病為何被治成大病，
找對病因才能治好病
楊力——著
為何久病不癒？
為何小病治成大病？
體質、年齡、病因、症狀、性別、季節、地域
相同的病，治療方法也要因人因地因時而異！

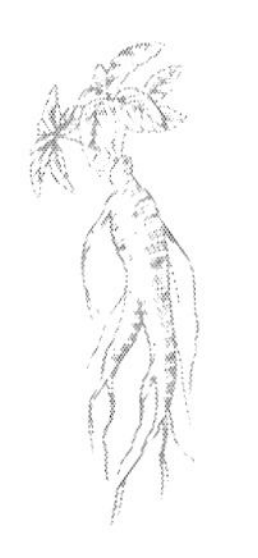

目錄

目錄

目錄

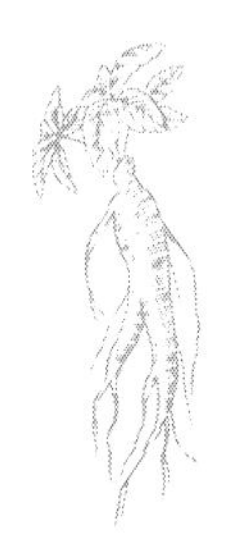

目錄

前言：找對病因才能治好病

俗話說得好：「人吃五穀雜糧，哪有不生病的啊？」

是的，每個人從出生到終老無一不是在與疾病鬥爭的過程，今天頭痛腦熱，明天腰痠背痛。過去，老百姓因為醫療條件的限制，有了病自己忍著的多，現在，生活條件好了，有病盡快醫治也慢慢成了習慣。所以，現在你會看到社會上最熱門的地方就是醫院了。病人為了排個隊掛個號，往往得起個大早，甚至還要看準半夜十二點做線上預約，找個良醫真是難啊！各種專治疑難雜症的專科醫院也讓很多人趨之若鶩，其中有沒有人受騙上當，只有當事人知道。另外，大街小巷也如雨後春筍般的林立著大大小小的藥局，人們若是有個小病小痛的，為了免去醫院求醫的麻煩，自己便到了附近藥局，自行買非處方藥解決了，儘管國家為了解決近年來老是因為隨便吃藥而出現的意外推出了處方藥不能私自購買的政策，可是民眾自行購藥的行為依然很多。為什麼，不就是圖個方便嗎？

這些現象都反應著人們對自身的健康狀況已經達到非常重

前言 找對病因才能治好病

視的程度了，這是好事。可是，又一種奇怪的現象也跟著出現了，好像上醫院的次數與生病的次數成了正比，去得越多，生得病越多；很多人甚至久病成醫，到了藥局跟店員一張口就說要什麼什麼藥，是給自己治什麼什麼病的，儼然一個博學的老醫生，可是藥吃得越多，需要吃的藥也就越來越多，這是怎麼回事呢？

這就是看病的學問，你會看病嗎？

打個比方，一個患有腎病的病人到了醫院，當醫生告訴你：「一旦進入腎衰竭就無法逆轉，尿毒症是不治之症」時。其實，這種說法雖然有一定道理，但結論卻不準確，恰當的醫學結論應該是：腎衰竭、尿毒症絕不是不治之症，如果治療得當，是有治癒的希望的。最起碼是能夠控制病情惡化和進展的。臨床研究也證明：只要您的腎還沒有完全喪失功能，(只要還有尿)，就說明還有治癒的希望，上述的問題也一定可以找到解決的辦法。既便是只有一絲希望，也不要放棄治療，不能眼睜睜的等待死神的降臨。如果你不敢去醫院聽醫生那些對你來說簡直是駭人聽聞的話語，你可能聽說某人可以「妙手回春」，某人有「靈丹妙藥」時，也請您不要輕信這些說法和廣告宣傳，因為腎病作為一種疑難病症，其治療過程是非常複雜微妙的，僅憑一味藥、一個人的力量，是無法做到準確無誤、藥到病除的。況且，治療有方的專家的和「賣假藥」的騙子的臉上都沒有寫著字。

這時候，你該怎麼辦呢？請相信「辨證論治」這四個字吧。

由於中醫、西醫的理論不同，在診斷治療上兩者也是不同的。西醫通常根據病人的臨床特徵，物理常規檢查診斷為某一疾病，診斷一旦明確，則治療原則和方法，藥物基本是一致的，而中醫則根據病人的具體表現，得出一個「證」，與西醫的病是不同的，一個西醫的病，中醫可以有多個證，證不同，治療就不同，即「同病異治」；不同的病，也可以有相同的證，即「異病同治」，證相同，其基本治法，方藥是一致的，體現其「共性」，同時由於每個病人的體質、精神狀態以及年齡、性別、甚至飲食習慣等的不同，處方用藥都有變化，有一定的靈活性，體現具體病人用藥的「個性」。整體來說，中醫治療腎病的基本特點是辨證論治。

這個「辨證論治」才是治好病的關鍵，也是「對症治病」的精髓所在。中醫講究病在不同的階段，有著不同的臨床表現，那麼在治療上就用不同的藥方。我們今天的人把他叫做同病異治，也就是說病同醫不同。

前言 找對病因才能治好病

治病不要搞錯大方向！大方向一錯，什麼都錯了，當下給人一個治癒的假象，蒙混過關，就行了，時間一長，就看出來了，病越治越多。這難道不是事實嗎？

所以，當你每次看著大大小小，貌似眼熟的藥丸時，可以肯定的一點就是，如果治好了病，是因為你吃對了藥，而沒治好則是因為你吃錯了藥。

我想告訴求醫心切的人們，天下沒有治不癒的疾病，只有被耽誤的疾病，盡早找到病因，才是治好病的根本。也只有治好了病，治對了病，我們才有健康幸福的人生。

講座一：
治好病的智慧

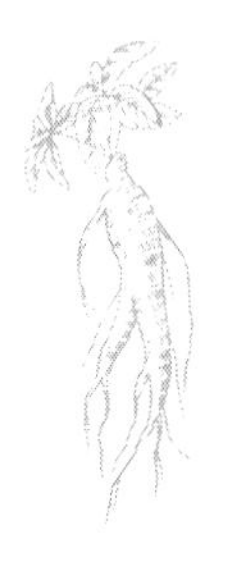

同病異治，辨證為綱

在《黃帝內經．素問．異法方宜論》書中記載：「醫之治病也，一病而治各不同，皆癒何也？岐伯對曰：地勢使然也。……故聖人雜合以治，各得其所宜，故治所以異，而病皆愈者，得病之情，知治之大體也。」是說黃帝在與岐伯研究如何治病救人的時候說：岐伯啊！你說這醫生治病救人，同樣的病，但治法不一樣，怎麼就都痊癒了呢？岐伯於是就從各個方面跟黃帝解釋。這應該是對「同病異治」這一治療原則的最早記載。

同病異治，簡單的說就是看似相同的病，治療法卻不一。舉個有名的例子，在《三國志．華佗傳》中記載：東漢戰亂時代，一日，名醫華佗正走在大街上，被兩名官府的小衙役攔住去路，要他跟他們到衙門裡走一趟，華佗正奇怪呢，自己也沒犯罪啊！怎麼這二位官爺要抓自己呢？但沒辦法華佗只能跟著這二位衙役走。剛進門，就聽到裡面有病人的痛苦叫聲，華佗頓時放下心來，心想，大概是讓我治病的。果不其然，裡面的二位官爺已經被疼痛折磨得不成人樣了，早已沒了往日凶神惡煞的模樣。華佗仔細看了看二人，發現二人雖同屬於身熱頭痛，看似病情相似，但其中一位的病情屬表證，可用發汗法治療，而另一位則為裡熱證，得用瀉下法進行治療。一番看診後，華佗開下了兩個方子。看到不一樣的兩個方子，旁邊的人有些奇怪，其中的一個人還指著華佗惡狠狠的說：「你小心項上人頭啊，不給爺治好了，你走不出這衙門。」華佗說：「你們儘管放心，服藥之後，明早即可見效。」果然，二人服藥後均告痊癒。這一典故，說的就是華佗非常注重辨證施治，因人而異，對症下藥。

就醫學本身而言，對症下藥所反映出的正是中醫的一條治療原則——同病異治。其含義為，對於患者在疾病過程中表現出的相同症狀要作具體分析。由於其病因不盡一致或完全不同，所定下的治療原則和方法也是不應相同的。正如華佗精闢的分析那樣：二位官爺所表現出的病痛雖均為頭痛，但其一病在外，是受到寒冷之邪所造成的，應該用發汗法以驅散風寒；其一病在內，是飲食所傷造成的，應該用瀉下法以去除食積。由於他辨證準確，二人用不同的藥物治療後疾病都立刻消除了。

在我的行醫過程中，遇到過這樣一件事，更讓我深刻體會到病同醫不同的微妙之處。一次鄰居老宋夫妻倆來按門鈴，我們是多年的老鄰居了，關係很不錯。一進門來夫妻二人的聲音不同以往，還夾雜著咳嗽聲，我一聽自然就明白了他們肯定是上門求醫來了。

果然，他們夫婦倆感冒後咳嗽不止，來我家看病。老宋說妻子生病後傳染給了他，他咳嗽咳出的痰液黏稠，帶黃綠色，鼻涕也呈綠色。我給他開了清肺散為主的藥方，主要是疏風清熱的藥；老宋的妻子流鼻水，咳出的痰是清稀的，我便給她開了小青龍湯，主要是發散寒冷邪的，屬於熱性的藥物。這是因

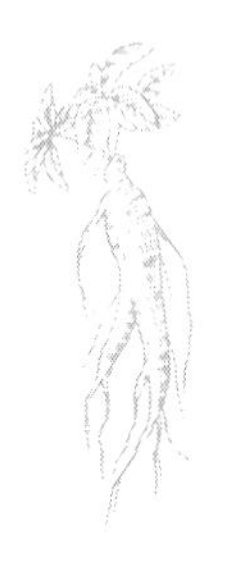

為雖然得病的原因是一樣的，即是妻子把感冒病毒傳給了丈夫。但兩人的內在體質不一樣，免疫的表現也不一樣。

開完藥之後，我囑咐他們趕快回家喝藥休息。誰知第二天我一下班，他們夫婦又一起來我家，說服藥後咳嗽得更厲害了。這讓我有點費解，雖說傷風咳嗽不好治，可是我覺得自己治咳嗽還沒有這樣完全失敗過的，一個人沒好轉還說得過去，兩個人都變嚴重了，可真是沒發生過。我便問他們飲食起居，看看能不能找出點蛛絲馬跡來，可是都沒有發現問題。這讓我感到頭痛，細想了一下，我說:「老宋，走，帶我到你們家去。」到了他們家，我直奔他們家廚房，熬剩的藥渣還在藥罐裡，我看了看，然後問:「這是誰的？」老宋說:「我先幫我老婆熬好了，把藥渣倒了，現在在熬我的，還沒來得及喝呢！」聽完他的話，我嘆了嘆氣，告訴他藥弄錯了。他把妻子的藥給自己喝了。而他自己的藥也給他妻子喝了。我把他領的兩帖藥重新檢查了一遍，寫上名字，讓他們接著服用。

又過了一天，在門口看到老宋，他告訴我他們夫婦感覺好多了，還說都怨自己太不小心，覺得都是治咳嗽的藥，就沒當一回事，吃錯了也沒發現。

我說，你下次一定要記住了，雖然是同樣是感冒引起的咳嗽，但因為你們的體質不同，對抗病毒的能力也不相同，治療的方法也不相同。雖然這在西醫看來是不可思議的，西醫覺得病都是一樣的病，開出的藥也會是同樣的藥，但是中醫就不同了，一個人一個方子，不能吃錯，吃錯了就會加重病情。

一番虛驚後，我也在以後的看病過程中特別注意一定要叮囑病人不能吃錯了藥。

中醫的同病異治，也許會讓西醫理解不了，因為這根本不符合科學，就拿最簡單的貧血來說吧，西醫的治療無非就是補血補鐵等，而中醫則還是要辨證的，比如是血虛還是腎虛、肝虛啊？一個簡單的貧血在中醫是有好幾類的。這也是為什麼中醫是從整體治療而西醫只是簡單的治療疾病了。但是，中醫的同病異治對臨床有著很大的指導作用，並且都療效顯著。

小提示

幾千年來，同病異治這一原則一直是辨證論治醫療體系的重要組成部分。它既注意了疾病的內外因素等的辨證關係，也注意了治療方法的多樣性。因為同一種疾病在不同條件下變化又各不一致，所以在辨證論治時，除分辨五臟六腑、虛實寒熱等情況外，對於同樣疾病還要注意根據病人所處的地區、氣候、季節、生活習慣、飲食、體質等的不同，採取不同的治療方法，使「各得其所宜」，才能更好的治癒疾病，提高療效。

異病同治，各得其所

中醫中的「異病同治」是指不同的疾病，在其發展過程中，由於出現了相同的病機，因而採用同一方法治療的法則。中醫

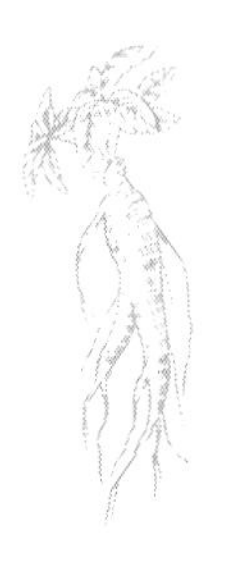

講座一：治好病的智慧

治病的法則，不是著眼於病的異同，而是著眼於病機的區別。異病可以同治，既不是取決於病因，也不是取決於病證，關鍵在於辨識不同疾病有無共同的病機。病機相同，才可採用相同的治療法。

異病同治是中醫的治病方法之一，也稱「多病一方」。例如，有一類病人，由於多種疾病往往顯現同一類型，如一位感冒病人，劇烈頭疼，大便不通，舌乾苔黃，服鎮痛藥無效；一位失眠病人，症狀同上述一樣，服安眠藥無效；一位氣喘病人，症狀同上，服平喘藥無效；中醫用了同一「瀉下藥」，胃實一除，症狀隨之消除。這叫做「異病同治」。

還有一類病人，用中醫辨證，認為同屬「虛證」，而西醫診斷後分屬不同系統，有免疫系統、神經系統、心血管系統、呼吸系統、消化系統、泌尿系統、生殖系統、皮膚系統等，乍看之下，它們之間沒有關係，診斷出的名稱有免疫系統的紅斑性狼瘡、有神經系統的失眠、有心血管系統的動脈粥樣硬化、有呼吸系統的氣喘、有消化系統的過敏性腸綜合症、有泌尿系統的腎功能衰竭、有生殖系統的性功能減退、有皮膚系統的過敏、還有水土不服等等。交給西醫會「頭痛醫頭」，用不同藥物治療；而中醫認為：它們同屬於虛證，可以採用同一的補益方法治療，因此，「異病可以同治」。

舉個例子，在臨床上，乳腺增生和乳房纖維瘤同屬中醫的「乳癖」範疇。根據臟腑經絡學說，衝任二脈、上能濡養乳房，同時能溫暖子宮。所以腎陽不足衝任失調，即會出現乳腺增生、乳房結塊，經前脹痛的症狀，又可表現月經不調，婚後不孕的症狀，可以說乳癖和不孕是一根藤上的兩顆瓜。臨床上，對乳癖和不孕的治療用藥也可採取異病同治的方藥，選用散結丹丸溫補腎陽。散結靈膠囊調理衝任及外用乳腺治癒膏，活血化瘀、軟堅散結的方法，經過治療後，乳癖的症狀得到好轉，乳房腫塊消失，疼痛解除的同時，月經不調的症狀也得到了緩解，有的甚至已婚多年不孕，患有乳癖的婦女，治療後還能受孕得子。臨床用藥治療驗證也充分證明乳癖和不孕的相互關係，它們確實是一對孿生姐妹，虛則同虛，實則同實。二者異病同治的道理就在於它們的根是同一條。

這種異病同治是基於由同一種發病原因引起的疾病類別，使用能治療發病原因的藥物，達到異病同治，中醫的偉大就在這裡。

「異病同治」，就是針對不同疾病表現出的相同病理結果，採取相同的治療方法。只要臨床檢查清楚，辨證準確，運用得當，均有事半功倍之效。諸如臨床合併病症的綜合治療：用補中益氣法同時治療脾虛泄瀉、胃下垂、腎下垂、子宮下垂的病症；用清熱解毒法同時治療喉蛾、癰、癤、毒瘡等病症；用清熱利溼通淋法治療膽囊炎、膽結石、腎結石、尿路感染等病症；或西醫用一種抗生素治療合併性的發炎；肝囊腫合併膽結石的外科手術等等，皆是「異病同治」的運用。

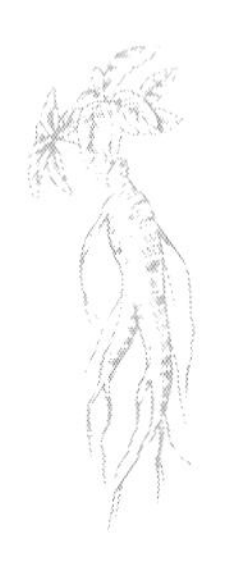

小提示

所謂異病同治，是指不同的疾病，在其發展過程中，由於出現了相同的症狀，因而可以採用同一方法治療。由此可見，中醫治病主要不是著眼於病的異同，而是著眼於證的異同。不同的證就必須用不同治法，而相同的證可用相同治法，即「證同治亦同，證異治亦異」。

小病為何被治成了大病

人吃五穀雜糧，難免有生病的時候。但是一旦生了病，有時因為種種原因，卻讓小病成了大病，大病成了重病，令人苦不堪言，究其原因，不外乎以下幾點：

一、病急亂求醫

大學剛畢業的許致強被醫院確診為 B 型肝炎「大三陽」（表示 B 肝病毒在大量複製，傳染性強，可出現在慢性肝炎及 B 肝帶原者）。在醫院的精心治療下，「大三陽」雖然轉為了「小三陽」，但他的生活還是被改變了：報考公務員因為體檢沒過關而被拒之門外，戀愛了三年的女朋友也離他而去……他認為，這一切都是疾病造成的。於是他開始了「專業治病」的生涯。在大醫院療效未能如意之後，他把目光轉向了「民間高人」，有時候是聽熟人介紹，有時候是跟著廣告走，凡是感覺適合自己的，他都要試一試。從那時到現在，他用在買「特效藥」上的錢多達三十多萬元，但遺憾的是，不僅原有的病情未見好轉，連本來還正常的肝功能也出了問題。類似許致強這樣的心態，正是典型的病急亂投醫。

二、難言之隱

現在，很多性病並不難治癒，但是由於大眾一直把性病視為「道德病」或「骯髒的病」，患者一旦感染性病，疾病以外的壓力總是遠遠大於疾病本身。而且，很多人對於性病不了解，認為很快就會傳染給配偶或家人。大醫院醫療條件雖然好，但容易「洩密」，容易碰見熟人，不少人感染了性病之後既焦急又無助，因而為「大病」的乘虛而入打開了心理缺口。

又一位漂亮的女性翻譯員，有一陣子她迷戀上了了游泳，經常去公共游泳池、溫泉等地玩。誰知道一段時間過後，她老覺得下身奇癢，一些症狀讓她覺得自己得了見不得人的性病。為此，她專門來到位於偏遠地區的一個「小診所」，經「專家」確診為「淋病」，並按八折優惠價收了五千多元醫藥費。然而，一週過去了，不但沒見任何好轉，她還出現了頻尿、小便疼痛，難道「淋病」加重了？懷著沮喪、恐慌的心理，她又一次去找「性病專家」。「專家」認為上次藥量太輕，這次要加大藥量，一下子又開了一萬多元的「祕方」草藥。

為了治這個「淋病」，她晚上睡不著覺，白天吃不下東西，喉嚨灼熱，還加上便祕。儘管加大了藥量，但「病情」絲毫不

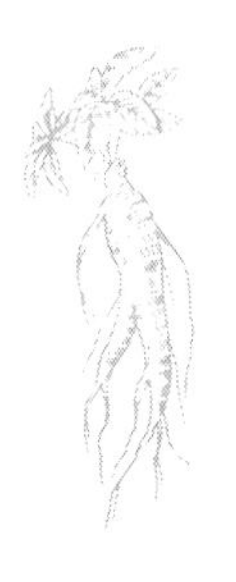

見減輕，眼看著出差的丈夫就要回來了，她眼冒金星，神智恍惚，開始發燒、頭痛，躺在床上直冒冷汗……最終住進了醫院。

在醫院，經過醫生詳細的檢查後，確定她得的只是成年婦女最常見的念珠菌性陰道炎。在用藥一個月後，這個把她折磨得痛不欲生的「性病」就輕而易舉的化解了，而這前後的醫藥費卻連一千元都不到。

由於種種原因，目前罹患性病的人口很多，懷疑自己感染了性病的人也不少。而那些江湖騙子看透了性病患者的心理，為了牟求暴利，他們不僅會無中生有，更會小病大治，隨心所欲，對患者的治療方案不由病情決定，而是有多少錢開多少藥，放長線吊大魚，一切圍繞著「利潤」轉。

三、可恨的「不肖醫療仲介」

騙子和「不肖醫療仲介」是一對孿生兄弟，「不肖醫療仲介」騙人由來已久，我們生活的這個時代特別的多。

在著名醫院的周圍，整天都有「不肖醫療仲介」出沒。為了防範「不肖醫療仲介」，很多正規醫院在掛號處、候診大廳設立了「警惕不肖醫療仲介，小心上當」之類的提示海報，設立了導診人員，甚至聘請保安專門驅趕「不肖醫療仲介」，但上當受騙的患者依然不少。

「不肖醫療仲介」主要針對從外地或農村來的病人下手，尤其是疑難雜症患者格外受到「青睞」：這些患者和家屬，因為身在外地人生地不熟，醫療知識不足，防範意識差，又急著治療，再加上經濟不太寬裕，潛意識裡往往期待著「花小錢辦治大病」。摸透了這種心理，「不肖醫療仲介」就會用假扮同鄉、「同病相憐」等套路誘他們人甕。

四、求醫心理有盲點

民眾普遍存在著一些求醫盲點。有些人認為小門診、專科醫院比大醫院收費低廉。如今，居高不下的醫療費用成了尋常民眾難以承受之重，得了疑難雜症去大醫院治療，效果不明顯，但花錢卻不少。於是，有人就利用這一心理，打出了「免收掛號費」、「免收檢查費」「免收化驗費」、「無效退款」、「治癒之後再繳費」等幌子，靜等願者上鉤。其實，表面看似便宜往往不便宜，免除的費用最後都加在了藥費當中，所謂的「無效退款」、「治癒之後再繳費」，更是模棱兩可，最後總是患者吃虧。

五、相信「偏方能治大病」

「偏方能治大病」的說法在坊間具有非凡的影響力，遇到疑難雜症，人們總是有意無意的尋找祕方。無孔不入的「蒙古大夫」抓住這一社會心理，自稱有「祖傳祕方」、「特製神藥」，誘惑患者動心。

廖女士是某醫院的腫瘤科醫師，採訪中她講了這樣一件病例：前年她診治了一位乳腺癌病人，經過手術和化療，病情非常穩定。但是去年年底病人突然病危，經檢查發現她腎功能嚴

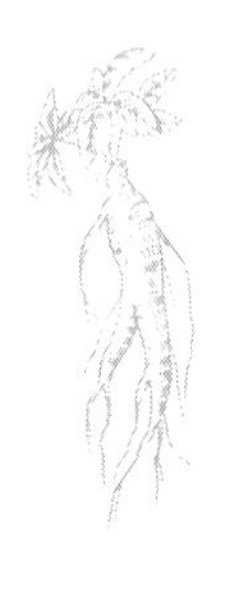

重損壞。接著病情就開始惡化，很快就死於腎功能衰竭，這讓廖女士大為不解。前不久，患者的兒子來看廖女士，閒聊之間揭開了謎底：這位病人受到病友的誘惑，花了十萬多元從江湖郎中那裡購買了兩個療程的「抗癌靈」，剛服用了不到一個月就釀出了悲劇。廖女士說：「民間祕方有真也有假。而且配方不詳，患者盲目使用未經食藥署審核的祕方，無異於盲人騎瞎馬，不幸的話，偏方也可能要命，『治療』成了自殺。在她看來，那些江湖郎中的廣告荒謬得可笑。專人、專病、專方、專藥是中醫學理論的精髓，所以僅從這些江湖郎中「大而化之」的態度來看，他們就不可能治病救人。

六、健康知識貧乏，對一些疾病的治療存在著錯誤觀念

不少患者並不了解醫學進展的情況。比如，今年四十歲的吳先生是個肝炎患者，聽說哪裡有藥能治這個病，就馬上去買，為了治病，已經花去了近二十萬元，結果不僅沒有好轉反而腎功能也有問題了。在不少患者的心目中，治療的根本目的就是讓病毒指標轉陰性，即所謂的「大三陽」、「小三陽」全部轉陰，所以他們誤認為只有病毒指標轉陰性了，肝炎才算是治好了。現在治療 B 型肝炎的廣告特別多，而且都自稱療效神奇，大小三陽患者透過治療，兩個月就可以康復了。B 型肝炎難治，在醫學界是個公認的事實，目前還沒有治療大小三陽的

特效藥。根據醫學文獻的記載，透過抑制病毒以後，約有百分之三十的病人從大三陽變成小三陽，但要從小三陽變得完全沒有還是不可能的。一般轉成小三陽後就不治療了，治療的目的就是把大三陽變成小三陽就達到了。其實大小三陽並不像人們所想像的那麼可怕，一般性的接觸，傳染力不明顯，也並不是所有的大小三陽患者都必須治療。現在人們對治療有個誤解，認為只要是大三陽就得治療。只有B型肝炎病毒的濃度高、血清血清轉胺酶也升高的病人需要進行治療。其實，不僅是不要相信小醫院，任何聲稱能治癒B型肝炎的說法，都值得懷疑。目前，全球醫學界對B型肝炎治療的研究還沒有取得突破。現在的藥物，只能抑制B型肝炎病毒的繁殖，但不能完全把它們殺死。

七、隨便用藥

某些患者憑著自我感覺不適，或是個別明顯病徵，自我判斷是「老毛病」，便不加思索選用過去曾用的某種藥。如此反覆選用某種藥的話，將會造成一些不利因素。比如：(一) 有可能因某種藥的多次反覆使用，而產生藥源性疾病。而且老毛病復發，其誘發因素並不一定相同，某些臨床病徵也並非完全一致，原來所用藥物也難以兼治新出現的併發症狀。（二）反覆長期使用某種藥極易產生耐藥性，使藥用量要加大，但效果並不佳，毒副作用反而會增強，導致病情惡化。

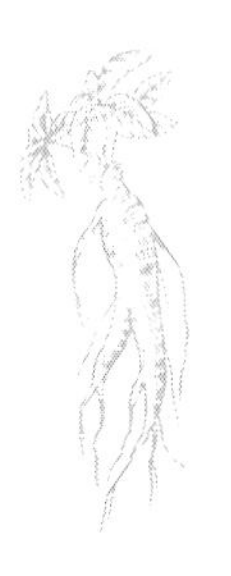

還有的人感到自己的某種疾病症狀與他人相似，就模仿他人用藥，卻忽視了一個人會有多種疾病共存，同一種疾病會有多種症狀同時出現的可能性，即使疾病相同，人與人之間還存在個體差異和不同誘發因素等。如常見的細菌性肺炎，共同的臨床表現為發燒、咳嗽、咳痰、胸痛、白血球數增加等，按病因不同，可分為鏈球菌性肺炎、金黃色葡萄球菌性肺炎、綠膿桿菌性肺炎等，根據其致病菌種、症狀性質、急緩程度等不同情況，所用藥物也就必然不同；還應該注意到同一藥物對於不同的病人會產生不同的效果。因此，要因病、因人合理的使用非處方藥物，才能達到預期的療效。

八、隨意增減藥物用量

有些病人用藥不能按時定量，療程不分長短，忘服、漏服、亂服現象時有發生。究其原因：有的病情稍有好轉，不適感覺明顯減輕時，就不想再用藥；有的因工作忙或其他原因，用藥不便而忘記服用；有的為治病心切，急於求成而亂服，使用劑量隨意加大，或在短時間內頻繁更換品種，這種不合規範的用藥，尤其是抗生素類藥物，易導致抗藥性菌種增多，雙重感染等，使病情複雜化，治療起來更為困難。因此，使用非處方藥，應該參照藥物說明書上的規定，嚴格掌握用量和療程，這樣才能保證用藥安全有效。

還有的人對於一時難以確診的疾病，採取多藥並用，認為可達到防治兼顧，事實上不對症的多藥並用，必定會攪亂人體正常防禦功能，易引起藥物與藥物、藥物與身體之間的相互作用，不良反應發生率明顯增高，有時還會產生併發症使病情加重，有時更會掩蓋病情症狀，延誤對疾病準確診斷和治療

其實，在我們生病時，如果飲食還算正常，並且沒有什麼特殊症狀和表現的話，就不必特別緊張，備一些常用的中成藥就可以輕鬆解決問題了。在平時大家就可以多了解一些常用中醫成藥的知識。當生了小病時，並不需要花大量的金錢和吃太多、太好的藥。只需針對自己的情況，對症治療就可以。

小提示

病人生病，關鍵是要找到病因，再予以治療就可以了。如果只是一些小病，在心理上，也不要把疾病看得過重。適度調理，變重了就再吃吃藥，很快也就就好了。但當小病被當成大病醫時，非但吃了高價藥品不說，病情還不見好轉，白白耽誤了時間，搞不好還會延誤病情，成了犧牲品。所以在認知上不要陷入誤解當中。小病就是小病，小病還是要按小病來治，不可把它當作大病來看待和治療。

有病不治不對，治錯了更不對

人們會在發現自己生病，或是當疾病表現出明顯的症狀時，就去找醫生診治，這樣做很正確。但是治療一定要有正確

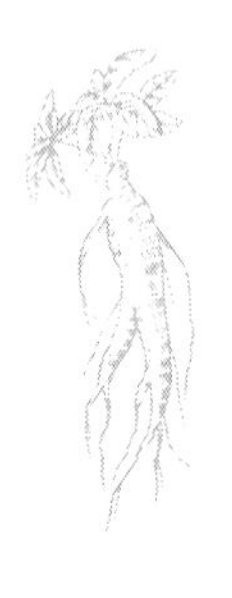

的思路，找到方向，才能治好。否則，只會起到相反的作用。

在古代有一個人，要從魏國到楚國去。楚國在魏國的南邊，可這個人卻讓人駕著馬車一直往北走。當路人問他要往哪裡去時，他說：「去楚國！」路人不解的說，方向不對呀。那人說：「沒關係，我的馬跑得快，盤纏又足夠多，再加上我的車夫駕車的本領又高，這有什麼難的呢？」路人心想：「可是你到不了楚國呀！」

這就是大家所熟悉的南轅北轍的故事。不聽別人的指點勸告，仗著自以為的優越條件，卻朝著相反方向一意孤行的走下去。連方向都錯了，還能到達要去的地方嗎？如今有許多人也是這樣，生了病，不是先思考正確的出路和方向在哪裡，問題出在哪裡？就仗著自己錢多，吃好藥，住好醫院，再託人找了個好醫生，就以為疾病一定會康復，有時過著違背自然規律的生活。自己卻還渾然不知，這難道不就是現代版的南轅北轍嗎？

舉個名醫華佗的例子。有一次，華佗去探望一個叫徐毅的官吏，他當時正罹患著胃病。見到華佗徐毅高興的說：「華大夫，您來得正好。我昨天胃痛，請了一位大夫針灸，針灸後我咳嗽得很厲害，簡直是坐臥不安，您看看是怎麼一回事？」華佗仔細的觀察了針灸的穴位說：「醫生沒找準穴位，他沒扎到胃部而扎到肝臟裡去了。你這幾天食慾不振吧？要安心休養！」華論走出房間後，對送他出門的家屬輕聲的說：「準備後事吧！徐毅頂多能活五、六天了。」果然，第二天徐毅病勢轉重，五天後死去了。這就是治錯病的結局，如果早遇到華佗幾天就不會出現這種情況了。

幾年前，聽說過這樣一件事，某位患者感到肛門周圍有些疼痛，並且有一點小血跡出現，去醫院做了檢查，結果卻導致腸穿孔，之後又被延誤了治療時機，不治身亡。原來那次結腸鏡檢查是一個研究生做的，醫生想給她一個實習的機會，但由於操作不當，才造成了這個事故。太恐怖了！

就我個人認為，在這件事情上，醫院至少在以下幾方面存在問題：

1. 羅列不必要的檢查項目，要求患者去做檢查。當患者敘述病情為肛門周邊有疼痛感，且內褲上有血點，這就已經證明是直腸上的問題了，醫生只需指檢就可以檢查出來，可醫生又要求做結腸鏡檢，很顯然這就已經超出了病情所需的檢查項目。
2. 由於操作不當，直接造成穿孔。在結腸鏡檢的過程中，由於醫務人員操作不當，直接戳穿了結腸壁，從而造成了患者結腸損傷。如果是由不具備腸鏡檢查資格的人員所執行檢查，那就是非法行醫，相關人員就要負刑事責任，醫院負責人也要負行政責任。
3. 醫院護理不力，更加重了病情。患者竟然能從醫院的病床上走出醫院而未被醫護人員發現，住院部的人是不是工作也太不負責了，患者由於不知道會帶來什麼後果，

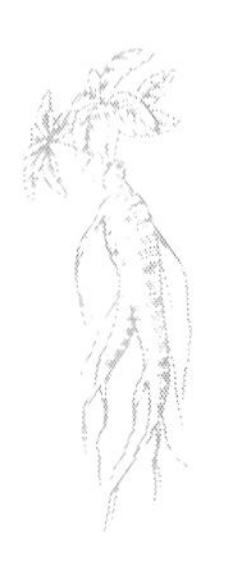

但護理人員卻連病人走出了醫院都還不知道。當患者從醫院出來後又步行又騎車在路上顛簸時，這些都加深了患者的病情，使患者處在更危險的邊緣。

4. 隱瞞實情，不但延誤了治療的最佳時機，而且還擴大了治療範圍。在事故發生後，患者和家屬本人並不知情，而院方對腸鏡檢查導致患者腸破裂這一事實明明十分清楚，但卻未及時將這一事實告知患者或家屬，讓患者的手術推延遲到八個多小時後，以至於造成腹部的感染，更加大了損傷的程度。

眾所周知，腹部手術會帶來很多後遺症。腸沾黏是常有的症狀，究其原因是由於腹部手術時，在手術區域內會產生一系列充血、水腫、滲出液等發炎反應。這種反應很容易使腸壁之間，腸壁與腹壁之間，腸壁與大網膜之間形成不同程度的沾黏。而且還有可能引起沾黏性腸梗阻、大網膜沾黏綜合症及機械性腸阻塞等重症，若患者長期沒有發現，得不到及時的手術和治療還會引發腸缺血造成梗阻性壞死，那時就會危及人的生命。

在日後的生活中，我希望大家去醫院看病時，一定要小心注意，切記病急不可亂投醫，有病不治雖然不對，但治錯了更不對，就像那位逝去的病人，它留給我們的警示，是無法磨滅的。

小提示

找到病因，才能治好病。病人雖然是不要拖到表現出明顯的症狀，心裡又是恐慌，又是害怕的時候才去投醫。但也需要知道錯誤的治療往往會延誤病情，治病就要對症施治，且不可南轅北轍。找到正確的治療的方法，就能為病人解除痛苦。並從根本上治癒疾病。

教你如何取捨中西醫

病是每個人都躲不過的事，生病了之後如何才能得到最好的醫治，很多人都會感到迷茫。

是中醫好，還是西醫好？大多數的人是不清楚的。對於中醫和西醫誰好誰壞，雖然眾說紛紜，但無論是支持中醫的，還是支持西醫，若想知道用那一種方法對我們的治療最好，就需要了解中醫、西醫的優缺點是什麼？他們之間的同異之處在哪裡？

西醫治表見效快

近百年來西方的醫學發展迅速，西醫的優點主要在於擁有先進的設備，它的檢查手段和外科手術（雖然有一部分疾病在初期西醫設備還是檢查不出，得靠中醫的判斷）都是快速的。檢查手段例如：超音波，電腦斷層攝影，磁共振成像等等，外科手術例如：接斷肢，縫合血管等等。

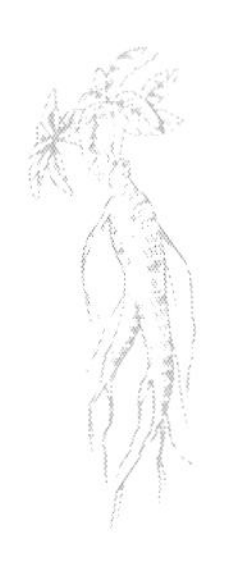

講座一：治好病的智慧

西醫絕妙精密的手術技藝能換心換腦，具有毀滅性的化學藥物能輕易的殺死細菌。西醫的治療可以針對局部病灶，大到一個器官，小至一條血管神經的處理。這就是西醫為什麼能夠見效快的原因了。

然而，雖然西醫的優點是快，打二、三十分鐘的點滴後就會有不同的感覺，但喝了中藥就得等第二天才會有不同的感覺。但是西醫的副作用大，西醫強調的是「症」，對「症」下藥，頭痛醫頭，腳痛醫腳，但有時候會越醫越出問題。

西醫治病救人的方式為：先有理論，然後進行動物試驗，再進行人體試驗，達到標準後，進行臨床應用。西醫的發展歷程非常短，而人的生命週期比較長，西醫大多數的治療方法和西藥的藥效都未經過長期的足夠時間和案例的實證檢驗，其治療效果和副作用都是不明確的。疾病的治療與用藥必須要經過長時間檢驗才有效果的。目前的許多西醫療法中都喜歡用最新科技來標榜其療效，然而人們可能不知道，凡是未經過大量實證和長期的時間臨床考驗的治療方案都是很危險。許多的西醫療法，在短時間來看是有效的，但經過一段時間後，許多的副作用就隨之產生，這是西醫的治療中至今無法越過的門檻。

中醫治本不復發

中醫治病講究治本。那麼，何為本呢？本就是根，本就是基礎。

中醫的經典著作《內經》說：「陰陽者，天地之道也，萬物之綱紀，變化之父母，生殺之本始，神明之府也。故治病必求於本。」

也就是說「陰」與「陽」，是天地之間最根本的規律；是劃分、歸類萬物最高的綱領；是一切量變與質變的力量泉源；是萬物產生和死亡的根本原因；宇宙之間鮮明的巨變與微小的變化，都是由陰陽的變化引起的。因此，治療疾病必須從根本上找原因，這根本的原因就是陰陽，人體要想健康，就要保持陰陽平衡。

中醫是一門人類的生命科學。採用藥物、器械、氣功等多種方式，使人的潛能得到發揮，調節人的生理平衡，達到治病養身的目的。它的調理包括保健、治療、養身（透過提升人體的潛能，使人體生理機能得到修復和提升）三方面。中醫講究保健、養身為主、治療為輔，由於它的治病方法，是透過調整人體陰陽平衡，使人的生理機能達到最佳狀態，從而清除病痛，提高人的免疫力和抵抗力。因此它治療疾病後對人體傷害較少。而且如果你能按中醫醫養結合的要求完成防治療程，你病後體質會比病前好。

古人認為，陰與陽之間的互相轉化，往往是陰消陽長，或者是陽消陰長的過程。而且，量變會逐漸積累為質變，古人稱為「重陽必陰，重陰必陽」。這是大自然中的一種必然的規律。陰與陽之間，既相互依存，又相互對立，還要不斷的相互消

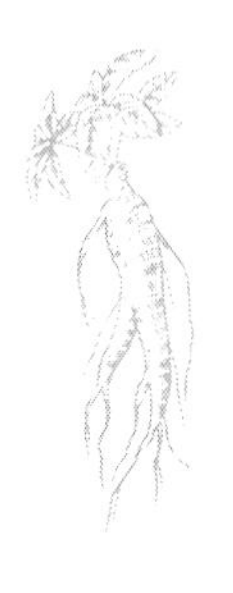

長、轉化。

人體既然是自然界陰陽之氣變化的產物，也必然會有陰陽的屬性。

正是在這樣的認知基礎上，中醫學治療疾病的根本問題就提了出來：「治病必求於本」。

中醫西醫互為主角與配角

從古到今，中醫唱了幾千年的獨角戲，然而，近百年來，自從西醫的引進後，在同一臺戲上，自然會有主角與配角的區別，誰都希望在這場戲中演主角。但是，在臨床實踐中，中醫與西醫在疾病的治療上，往往難以分出誰是主角，誰是配角。

比如癌症，在早期的時候，現在都認為手術切除是第一選擇，西醫自然是主角。但是，手術的情況很複雜，患者的情況也因人而異，中醫藥儘管是身為配角，但這配角的作用也很重要。比如，患者體質差，睡眠、飲食、排泄都不正常，中醫調理的重要性就凸現出來。手術只是幾個小時的事情，但在術前術後中藥都可以有作為。圍繞著手術而治之，中醫的空間依然很大。

進一步說，癌症的手術往往不是一勞永逸的根治術，也不一定需要反覆的做手術，更不應該反覆做。手術之後，主角變換，中醫由配角變為主角，在改善患者生存品質，延長患者生命等方面，中醫具有明顯的優勢。

在現今的條件下，中西醫之間的互相了解是非常必要的。有了了解，才能有配合；不互相了解，就容易產生矛盾，難以配合。就好像一臺相聲，有兩個人表演，你即使不用說對方的臺詞，也應該知道對方要說什麼。否則就不可能完美的共同演出一場劇目。

因此，單純靠患者「自覺的」選擇中醫，或者盲目的選擇西醫，都不是一個好的方法。但是有個原則你可以遵循：若是急症得選西醫，若是頑症則需慢慢用中醫調理。

小提示

中醫有「急則治其標，緩則治其本」之說，但亦不能一概而論，必須根據具體病情的輕重緩急而決定是先治標還是先治本，標急於本，當先治標；本急於標，當先治本；標本同急，則標本同治。

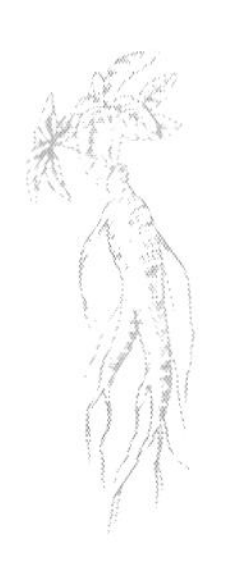

講座一：治好病的智慧

講座二：

病同體不同——不同體質族群的同病不同醫

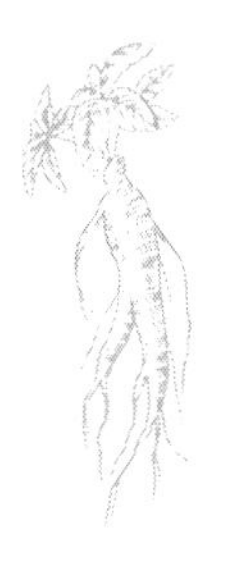

了解你的體質

從古至今，人們在防病治病的過程中發現了一個問題，那就是：為什麼有些身體狀況差不多的人易患相同的病？為什麼有些人患有相同的疾病但反應卻不一樣？為什麼有的人耐寒，有的人卻怕冷？為什麼有些人吃辛辣食品易上火，有些人卻愜意的享受這些美味？原來，這些問題都是因為每個人的體質不一樣。

體質，是指人體承襲先天遺傳並受到後天多種因素的影響，所形成的與自然、社會環境互相適應的功能和形態上相對穩定的固有特性。它反映身體內陰陽運動形式的特殊性，這種特殊性由臟腑的盛衰所決定，並以氣血為基礎。

前人對體質有許多論述，早在兩千多年前成書的《黃帝內經》裡，就對體質進行過分類。

比如《內經．靈樞》的《陰陽二十五人篇》和《通天篇》，就提出了兩種體質分類方法。《靈樞．陰陽二十五人》根據人的體形、性格特徵、對季節的適應能力等將體質分為木、火、土、金、水五大類型。每一類型，又以五音角、徵、宮、商、羽的陰陽屬性及左右上下等各分出五類，共二十五型。對季節的適應能力為體質分類的依據之一。這種分類揭示了人體的不同生理特徵，從而可以提高防治措施的針對性。如原文曰：「火形的人，比於上徵，似於赤帝。其為人，赤色，廣引，脫面，小頭，好肩背，髀腹，小手足，行安地，疾心，行搖肩，背肉滿。有氣，輕財，少信，多慮，見事明，好顏，急心，不壽暴死。」說明體質對壽命的長短有一定的影響，這對進一步探討體質與壽命的關係，研究衰老的原因，有一定的啟發作用。

《靈樞．通天》認為，人體陰陽有盛陰、多陰少陽、多陽少陰、盛陽、陰陽和平之分，從而將人體分為太陰之人，少陰之人，太陽之人；少陽之人、陰陽和平之人五類。

在《素問．異法方宜論》裡還指出東南西北中五方由於地域環境氣候不同，居民生活習慣不同，所以形成不同的體質，易患不同的病症，因此治法如用毒藥、砭石、導引、微針、灸等也要隨之而異。

近年來，不少醫生在總結前人經驗的基礎上，從臨床角度提出體質分型，這種分型以身型脈證為主要指標，對臨床辨證、遺方、攝生防病有重要的參考價值。簡單歸納如下：

陽盛質：凡強壯的，聲高氣粗的，好動的人，屬於陽盛體質。此類人平時喜涼怕熱，神旺氣粗，口渴喜喝冷飲，尿黃便結，生病則易發高熱，脈洪數有力，舌紅苔薄黃。本體質之人不易生病，一旦患病，多為急性病。故飲食方面多用滋陰、清淡之品；運動量也要大一些，讓體內積蓄的陽氣盡快散發出去，條件許可的話，每天進行涼泉、溫泉水浴，須常清其過盛之熱，適當補其耗傷之陰。

陰虛質：這類人身形多半瘦小，臉色多偏紅或有顴紅，常

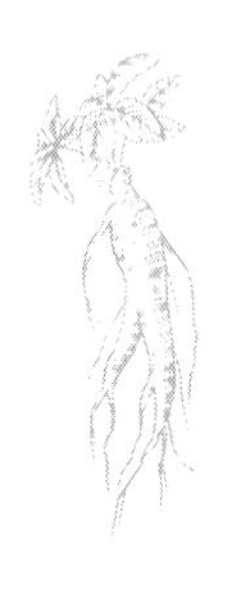

有灼熱感，手足心熱，口咽乾燥，多喜冷飲，唇紅微乾，冬寒易過，夏熱難受，舌紅少苔，或無苔，脈細弦或數。中醫主張長期服用何首烏延壽丹，認為本方有不滋膩、不寒涼、不刺激、不蠻補四大優點，且服後有食慾增進，精神輕鬆愉快的效果。

瘀血質：平素臉色晦暗，口唇色暗，常有出血傾向，皮膚容易出現瘀斑，或身體某部刺痛，固定不移，或有包塊，推之不動，舌質有瘀斑或瘀點，脈象細澀或結止不行。此類體質，重在氣血暢通，為此，要常常加強體育鍛鍊，飲食上多吃一些活血養血的食品；治療上應活血去瘀，並配以補氣行氣。

痰溼質：平素身體肥胖，或嗜食肥甘，嗜睡厭動，口中黏膩。食量較大，多汗，既畏熱，又怕冷，適應能力差。病則胸悶，咳喘痰多；或噁心嘔吐，大便稀薄；或四肢浮腫，按之凹陷，小便量少而排出困難或渾濁；或身頭重困，關節疼痛重，肌膚麻木不仁；或婦女白帶過多，舌苔多膩，常見灰黑，或舌面罩一層黏液，脈濡而滑。此類人宜多做體育運動，讓鬆軟的皮肉變緻密結實一些。藥物方面，應用溫藥調補，飲食上，且勿過飽，忌肥甘厚味。

氣鬱質：此類人體型消瘦或偏胖，臉色萎黃或蒼暗，平素性情急躁易怒，容易激動，或憂鬱寡歡，胸悶不舒，頻頻吸氣。病則胸脇脹痛或竄痛；或乳房小腹脹痛，月經不調，痛經；或咽中梗塞，如有異物；或頭痛眩暈；或腹痛腸鳴，大便泄利不爽，舌淡紅苔白，脈弦。這類人相當於現代所稱的憂鬱型或憂鬱質。藥物治療，以舒肝理氣為主；平時應常去旅遊，以使心胸愉快，從而排除多愁善感的憂鬱狀態；多聽一些輕鬆、開朗、激動的音樂，以提高情緒；飲食上，可以適當的喝一點酒。

小提示

為何要談人的體質呢？這是因為人們的養生保健、防病抗病與體質有著密切關係，同樣的致病條件，有的人感染生病，有的人卻安然無恙，而得病之後，病的症候又很不相同。這些都說明體質決定著對某些致病因素的易感性，這就為防病抗病養生提供了重要理論根據。

有些體質易得病

人們的體質不一樣，得病的機率也不一樣。傳統醫學對這一現象早有認識，並稱為「同氣相求」。「同氣相求」就是指人體內在的某種因素與外界的病原因素相對應而形成疾病而言的。這是中醫病因病機學中頗具特色的理論之一。

至於體質與疾病的關係，我們可從以下幾個方面來認識：

體質強弱決定發病的傾向性

疾病產生的原因即病因，可分為兩類：一類是引起疾病的外界環境因素，即外因；一類是身體本身內部存在的發病原因，

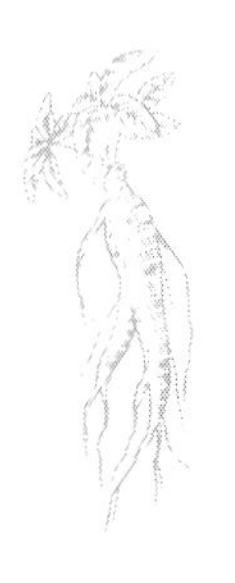

即內因，內外因相互作用，產生疾病。而內因在很大程度上是指人本身所具有的代謝、結構和機能的特殊性，即體質。體質的強弱決定了發病的傾向性。

1. 中醫學病因理論中著名的說法是「正氣存內，邪不可干」，「邪之所湊，其氣必虛」，裡面所說的「正氣」就是指人的體質，「邪氣」則為致病因素。體質健壯的話，邪氣不足以使身體發病；而體質虛弱，則給外邪以可乘之機，則產生疾病。《靈樞．百病始生》中說：「風雨寒熱，不得虛，邪不能獨傷人。卒然逢疾風暴雨而不病者，蓋無虛，故邪不能獨傷人。」從這裡可以看出，中醫學認為感受外邪能否使人發病，決定於正氣，即體質的強弱。因此，透過對體質的認識，可以預測疾病易於發生與否，從而採取預防措施。
2. 另一方面，不同體質的人，易感染何種外邪，感染後易發何種類型的疾病及預後的情況各不相同。《五變》中說：「肉不堅，腠理疏，則善病風。」、「五臟皆柔弱者，善病消癉。」、「小骨弱肉者，善病寒熱。」、「粗理而肉不堅者，善病痺。」從中可以看出，不同體質類型的人，易患不同疾病。中醫理論中「同氣相求」，亦有此意，即個體體質的特殊性往往決定身體對某種致病因素的易感性，如某種類型的體質對某種類型的病因刺激特別敏感。《靈樞．邪氣臟腑病形篇》中說：「邪之中人藏奈何？歧伯曰：愁憂恐懼則傷心。形寒寒飲則傷肺，以其兩寒相感，中外皆傷，故氣逆而上行。」這是在講寒性體質易感寒邪，寒邪侵犯肺部致氣逆上行而咳。吳德漢在《醫理輯要錦囊覺後篇》中說：「要知易風為病者，表氣素虛；易寒為病者，陽氣素弱；易熱為病者，陰氣素衰，易傷食者，脾胃必虧；易勞傷者，中氣必損。」這些都指出了體質因素往往決定身體對某種致病因素的易感性，這就可以解釋為什麼在同樣的致病條件下，有人生病而有人不生病的原因了。

體質決定著疾病的發展

中西醫學都認為，體質不僅是疾病發生的內因，而且往往是決定整個疾病發展過程與類型的重要因素之一。大量的臨床實踐也證明了體質與病機的關係密切。

1. 體質不同，其發病過程不同，所反映的症狀也不同。比如同一個地區，同一時期流行的感冒，雖然病原體相同，但其臨床表現不同。除了有一般感冒所共有的發燒、咳嗽、打噴嚏，頭痛等症狀外，素體陽盛，反應能力強者，則表現為發燒畏寒，頭身疼痛；素體陽虛，反應能力弱者，則表現為畏寒，頭身疼痛而不發燒。再比如同是肺結核患者，中醫可辨證為肺陰虛，或者辨證為肺氣虛；肝炎患者，或可辨證為肝鬱氣滯，或肝膽溼熱，或肝腎陰虛等。這些都是由於病因相同，但體質不同，表現出了不同的病機特點。
2. 體質相同，不同的疾病出現相同的病證。這就是所謂的「異病同症」。如肝炎、十二指腸潰瘍、肝硬化、慢性

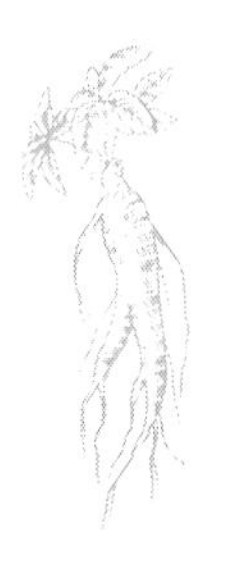

腎炎等都可以表現為肝腎陰虛的臨床類型。而慢性結腸炎、肝硬化、慢性腎炎、再生不良性貧血等有時又都可以表現為肺腎陰虛的臨床類型。臨床上「異病同症」這類情況是很常見的。

小提示

治病須分體質。孫思邈說：「病有內同而外異，亦有內異而外同。」所謂內就是人體內的體質特性，所謂外就是疾病所表現出來的臨床證候。臨床上往往可見某些證候現象各異而體質類同的，治其同而諸病皆癒；有時亦可見某些疾病臨床證候極為相似，而其本質卻不同，分治其不同，而諸病亦皆癒。為什麼呢？這裡所指的「同」就是體質類型相同，故可同治而皆癒。所謂「異」就是指體質類型不同，故須異治才能有效。

陽虛體質當壯陽

我們在陽虛體質中討論的陽，主要是指腎陽。陽主溫煦，為人體氣化之泉源，一切生命活動均有賴於陽氣。人之所以通體皆溫，是因為有陽氣的存在；一生之所以有活力，也是因為陽氣的存在，故一旦陽氣不足，則多呈現出行動遲緩、肢體寒冷。

陽氣既生發於臟腑，又為臟腑功能之表現，在上焦為心肺之陽，在中焦為脾胃之陽，在下焦為肝腎之陽。但皆以腎陽為主，主升發以調營血，行全身溫煦氣化之功。

腎陽虛則不能鼓舞他臟之陽，使心陽難於舒展，脾陽失於溫煦，肺陽無以固攝，遂產生一系列溫煦失職，氣化無權的症狀。因此，腎陽虛則在症狀上多表現為腰膝冷痛痠軟，肢冷畏寒，尤其腰以下發涼，平時總比別人多穿兩件衣服，夜頻尿多，精神疲憊，陽痿，水腫，小便清長、失禁或量少排出困難，舌質淡等陽虛內寒的症狀。

先天體質虛弱不足，年高體虛，久病失養，房事過度等都可造成腎陽虧耗，形成陽虛體質。

> **小提示**
>
> 對於陽虛體質的人，應當溫陽祛寒，溫補脾腎，因為陽虛者關鍵在補陽。五臟之中，腎為全身的陽氣之根，脾為陽氣生化之源，故當著重補之。

陽虛當防老年耳聾

老年性耳聾是老年人常見的耳部疾病，臨床表現聽力減弱，妨礙交談，甚至聽覺喪失，影響日常生活為特徵。輕度聽力障礙稱為重聽，俗稱「耳背」，重者稱為耳聾。

老年性耳聾，屬中醫「漸聾」、「久聾」範圍。病因為老年人臟腑功能日益減退，陰陽氣血日趨衰弱，耳朵的營養供應不足，耳竅功能減退，以至失能成為耳聾。中醫認為：「腎氣通於耳，腎和則耳能聞五音矣。」腎氣充沛、腎精充足、上濡於耳、

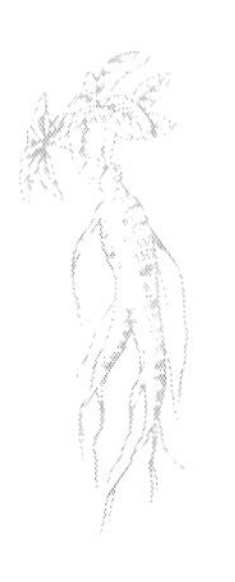

則聽覺敏鋭；若老年體衰、腎氣虧虛、精血不足、耳失濡養，則導致耳聾，所以耳的聽覺功能與腎的關係最大。

臨床治療分清陽不升，腎精虧損和腎陽虧虛三個證型。

清陽不升

證見耳聾時輕時重，四肢困倦乏力，頭暈眼花，視物不清，耳鳴少食，大便溏薄，脈細弱，舌淡嫩苔白等。治宜健脾益氣，升清降濁。用黨參、黃耆各三十克，白芍十五克，茯神、葛根各十二克，蔓荊子、升麻各九克，黃柏、菖蒲、甘草各六克治療。中成藥可選用補中益氣丸，人參健脾丸。

腎精虧損

證見耳鳴耳聾，腰膝痠軟，失眠多夢，兩手心、足心發熱及自覺心胸煩熱，顴紅盜汗，舌紅少苔，脈象細數。治療宜補腎益精，滋陰降火。用磁石、龍骨各三十克，熟地黃、茯苓、枸杞子、山萸肉各十五克，牡丹皮、澤瀉、懷牛膝、杜仲、知母、杭菊花各九克，五味子、石菖蒲、黃柏各六克治療。中成藥可選用六味地黃丸。

腎陽虧虛

證見耳鳴耳聾，腰膝痠軟，肢冷畏寒，臉色皖白，舌淡苔白，脈沉細無力。治宜溫補腎陽。用熟地黃、杜仲、鹿角霜各十五克，附片、枸杞子、山茱萸、菟絲子、補骨脂、當歸、丹參各十二克，石菖蒲、肉桂各六克治療。中成藥可選用金匱腎氣丸。

老年性耳聾多從五十歲以後開始，隨著年齡增加，耳聾逐漸加重，這是一個人體生理逐漸衰老所引起的疾病。因此，從中年開始注意預防，便可使耳聾推遲發生。

首先要堅持運動習慣，如散步、慢跑、做操、打太極拳等，以增強體質，改善全身的血循循環，減慢衰老的過程；其次要注意飲食調理，多吃蔬菜水果、豆類等食物，減少肥甘、辛辣燥熱的飲食。

再次要保持心情舒暢，避免過度憂鬱與發怒，尤其忌房勞過度。

此外，盡量避免或減少雜訊刺激，防止雜訊對聽覺的損害。積極防治動脈硬化、糖尿病、慢性腎炎等全身性疾病；對鏈黴素、新黴素、慶大黴素、卡納黴素、多黏菌素這類耳毒性藥物盡量不用，即使需要應用時，也應用最小的有效劑量，盡可能的短期治療。一旦發現聽力減退，應及時到醫院檢查，盡早治療，防止耳聾的加重。

推薦兩款粥

蓮子粥：取蓮子肉三十克煮爛，加入糯米一百克，煮粥食用。具有益精氣、強智力、聰耳目、健脾胃的作用，且可降血壓。對於老年性耳聾伴高血壓尤為適宜。

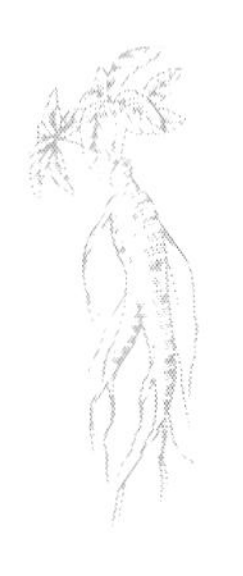

菊花粳米粥：取菊花五十克，粳米一百克，先將菊花放在一定比例的水中熬煮成汁，再將菊花汁與粳米同煮成粥。此粥對中老年人眩暈耳鳴、風熱頭痛、肝火目赤、等症有良好療效。

> **小提示**
>
> 面對面交談時經常打岔或要求對方重複、打電話時經常要求對方提高音量、自己說話的音量常會不自覺的加大、與他人之間的交談哪怕是近在咫尺也時常難以聽清楚、和某些人交談（比如女性、幼兒）容易而和另一些人交談困難，如果老人出現上述這些問題多半意味著聽力出了問題。

水腫多因陽氣不足

《素問．逆調論》中云：「腎為水臟，主津液。」、「膀胱者，州都之官，津液藏焉，氣化則能出矣。」陽虛的人由於火力不足，氣化失職，津液不蒸而瀦留於體內形成水腫。因此，陽虛體質的人多易在體型和面容上給人留下一種虛胖的感覺，這種虛胖實際上是某種程度的黏液性水腫的表現。現舉兩例加以解釋。

特發性水腫

特發性水腫又稱「水瀦留性肥胖症」、「單純性水鈉瀦留症」、「週期性浮腫」等，是因為內分泌、血管、神經等諸多系統失調，而導致的一種水鹽代謝紊亂症候群。本病多見於二十到五十歲生育期肥胖的婦女，以水腫與月經週期及體重增加密切相關為主要臨床特徵。本病預後良好。特發性水腫屬中醫的「水腫」範疇。

特發性水腫的病因主要有情志內傷，肝氣不疏；或先天不足，腎氣本虛；或後天失調，傷及脾腎等，皆使水運失常，溢於肌膚而引發水腫。

特發性水腫與月經週期有關，一般經前期加重，常隨體重增加而水腫加劇。

脾腎兩虛者應溫陽利水。可用苓桂術甘湯合真武湯加減治療。

附片九克，桂枝九克，白朮十五克，茯苓十五克，乾薑六克，澤瀉十五克，木香九克，陳皮九克，厚朴九克，白芍十五克。

隨症加減：神疲乏力，食少便溏者，加黃芩十五克、黨參十二克、山藥十二克，以助益氣健脾；月經遲少者，加當歸九克、益母草十五克、菟絲子十五克，以養血調沖；頭面腫甚者，加麻黃九克、赤小豆三十克，以升陽發表，利水消腫。

氣滯血瘀者應行氣活血利水消腫。可用血府逐瘀湯及五皮飲加減治療。

柴胡九克，當歸九克，川芎九克，赤芍十二克，枳殼九克，牛膝九克，益母草十五克，桑白皮九克，茯苓皮十五克，

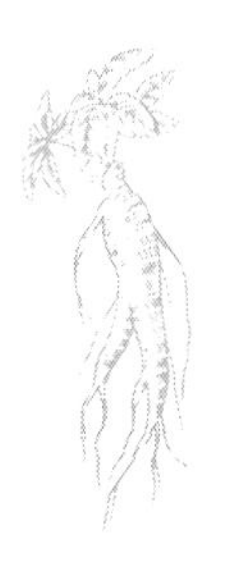

大腹皮九克，陳皮九克，香附九克。

隨症加減：痛經或胸脇刺痛明顯者，加川楝子九克、延胡索九克，以疏肝理氣，化瘀止痛；經前腫甚者，還可加王不留行十二克、澤蘭十二克，以活血利水。

還可選取中成藥濟生腎氣丸，每次六克，每日三次。或者逍遙丸，每次六克，每日三次。

有一個家庭簡便方也可用於此病的治療。取冬瓜皮九克、生薑皮六克、大腹皮九克、陳皮六克，加水煎服，每日多次飲服。適用於經常浮腫者。

特發性水腫預後良好，患者無需多慮，平時應保持情緒達觀，心境平和。平時應控制飲食，減少碳水化合物及動物性脂肪的攝入，並宜低鹽飲食。

腎性水腫

腎性水腫是指腎小球疾病引起的水腫，由於急性腎炎、慢性腎炎、腎病症候群的水腫，在中醫範圍內難以明確區分，腎性水腫在治療上也存在著許多共同之處，故可在此一起討論。

一般腎性水腫的急性期以邪實為主，證候多屬陽，邪氣犯肺，肺氣失宣，水道不通，膀胱不利，聚成水腫。慢性期多以正虛為主，邪實為輔，或虛實並重，證候多屬陰，臟氣之虛以脾、腎為重心。常見的證型有陽虛水停，臨床當辨清是脾陽虛，還是腎陽虛，抑或脾腎陽俱虛。氣虛以脾肺氣虛為主，氣虛而水停。陰虛水停是水腫同時伴有肝腎陰虛內熱諸證。氣陰兩虛、陰陽兩虛水停，即水停的同時伴見脾腎氣陰兩虛或陰陽兩虛諸證。

氣、血、水三者相輔相成，在病理狀態下則相互影響，水病可致氣滯、血淤，氣滯血淤反過來又有礙於水的運行，如此惡性循環，形成病機的複雜性。

宣肺利水法用於腎性水腫急性期，證屬肺氣不宣者，即前賢所謂的「開鬼門」、「汗法」。常用方為越婢加朮湯、越婢五皮飲、麻黃連翹赤小豆湯。

活血利水法適宜於血淤水停者，常用方為當歸芍藥散加味。

行氣利水法適宜於氣滯水停者，若是脾氣壅塞，脘腹脹滿水停，常用方為導水茯苓湯、胃苓湯。因肝氣鬱結而水腫加重者，應及時服用逍遙散、柴胡疏肝散類方藥，並輔以情志護理，幫助肝氣舒展，水液運行。

清熱利溼法用於溼熱內蘊者。溼熱膠著難解，病程纏綿，故治療宜守方，不可急於求成。下焦溼熱者可用八正散、大橘皮湯；溼熱彌漫三焦，若溼重於熱用三仁湯；若溼熱並重用杏仁滑石湯；防己椒目葶藶大黃丸宜於溼熱蘊結，大小便量少而排出困難者。

溫陽利水法適宜於陽虛水停者，脾陽虛則選用實脾飲；腎陽虛則可用濟生腎氣丸，初用該方時多守方，一週左右方見尿量持續增多，故不宜更方過早。

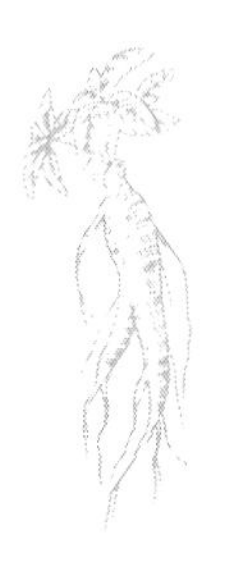

健脾益氣利水法適合脾氣虛水停者，常用方為防己黃耆湯、防己茯苓湯、春澤湯、五苓散、香砂六君子湯加味。

育陰利水法適宜於陰虛水停者，施治較為棘手，為防滋陰膩滯和利水傷陰，宜選用甘寒清補之品與甘淡利水之品並用，常用方為豬苓湯、六味地黃湯加味。

益氣養陰法和溫腎養陰利水法適用於氣陰兩虛和腎陰陽兩虛水停者。前者選用參芪地黃湯合五皮飲加車前子等。後者則選用濟生腎氣湯為佳，兩方之中以生地黃易熟地黃，且量以十二到十五克為宜，亦可酌加少量陳皮、砂仁之屬，以免膩胃而有礙於脾的制水功能。

小提示

陽虛患者維持適當運動不但可以強壯製造熱量的肌肉，改善激素分泌，促進新陳代謝，還能幫助把熱量輸送到身體的各個部分。運動健身應根據每個人的年齡、體質和環境條件，選擇適合自己的運動項目。此外，每天早晨用冷水洗臉、洗鼻子、擦身，也可使身體抵禦寒冷的能力逐漸增強。耐寒訓練，最好從夏天開始，要循序漸進，持之以恆。

黎明前的五更瀉

黎明前的五更瀉主要表現為黎明之前臍腹作痛，腸鳴即瀉，瀉後痛減，形寒肢冷，腰痠膝軟，舌淡苔白，脈沉細。這

種腹瀉俗稱為「五更腹瀉」，

腹瀉的原因一般與脾胃不和有關，《景岳全書》有：「夫泄瀉之本，無不由於脾胃。」、「暴瀉多實，久瀉多虛。」因脾為中州，主運化而升清氣降濁氣，脾胃旺盛則清陽上升，化生氣血，只是在脾胃功能受損的基礎上溼邪才能為患，由此可見，腹瀉治療當以健脾為主。

然而腹瀉的發生多因溼邪為患，這也是脾虛腹瀉的特點，故治療當中應健脾除溼。脾氣恢復，則運化有權，溼邪去除腹瀉則止，所以健脾除溼又須恰當配合，全面辨明證候主次來用藥，才能收到預期的效果。但慢性泄瀉的治療，又不能單從健脾祛溼論治。《內經》謂：「五臟受氣於其所生，傳之於其所勝，氣舍於其所生，死於其所不勝。」、「氣有餘，則制己所勝而侮所不勝；其不及，則己所不勝侮而乘之，己所勝輕而侮之。」這就是說治療上要考慮其它臟器，要發於機先，主要考慮所勝與所不勝兩者的關係，對於慢性腹瀉就是要兼顧肝腎，以加強肝腎之正常作用，因此減少其對脾的不利影響，從而有利於脾本身的治療和恢復。張景嶽說「泄瀉不愈，必自太陰傳於少陰……」，說明久瀉不癒，必傷及腎，腎陽與脾陽關係密切，腎陽虛弱則不能溫潤脾土，從而影響脾胃對水穀的腐熟作用，亦能導致或加重腹瀉。所以在慢性腹瀉的病機上，除了脾胃虛弱之外，腎陽不足也是一個重要因素。

宋代嚴用和指出：「腎氣若壯，丹田火盛，上蒸脾土，脾土

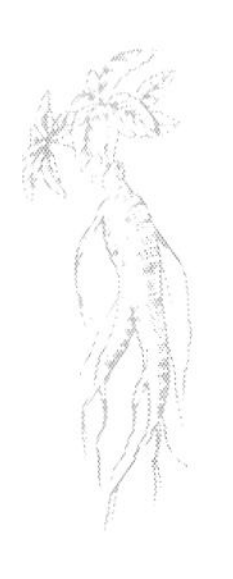

溫和，中焦自活。」這說明了腎陽在脾胃消化功能中的作用。平時看病時，我經常會見到一些腎陽虛體質的人較一般正常人更易發生腹瀉。

一般來說，腎陽虛弱，中焦火微，無力溫煦，故腹部冷痛，遇寒尤甚，黎明前是陰氣極盛之時，故易於此時發生五更瀉；

治療此種腹瀉應以溫腎暖脾、澀腸止瀉為原則。四神湯是常用的方藥。該方由補骨脂十二克，肉豆蔻九克，五味子、吳茱萸各六克，大棗五枚組成。每日一劑，水煎取汁，連服二到三週。也可服用四神丸，每日兩次，每次九克，連服四週。此外，醫生還可根據慢性腹瀉患者的具體病情，選用健脾益氣的四君子丸、健脾幫助消化的人參健脾丸、健脾溫腎的健脾雙補丸等中成藥。一般每日兩次，每次九克，連服二到四週。

推薦家庭粥方

芡實粥：取糯米、芡實各五十克，山藥三十克。煮粥如常法，但以煮得較爛為宜，粥煮好加白糖少許即可。晨起空腹食一小碗，使脾腎雙補而瀉止。

良薑粥：取良薑粉十五克，糯米一百克，煮粥食用。可起到溫中健脾的作用。

小提示

凡治五更瀉，必須在臨睡之前服藥。若服用在起床之後，距離腹瀉時間太長，效果就差。

陰虛質應滋陰

我有一位病人，剛滿四十歲，屬於白領階層，平時特別注重美容保健，但如果不化妝時，臉色就會非常難看，還常常失眠。她覺得自己是不是到了更年期，便來找我開點中藥調養。

我看她皮膚乾枯晦暗，而且體型較消瘦，舌色紅，舌苔少，心裡便有了數，這是陰虛證的特徵之一。如果是陰虛，她一定還會覺得手腳熱，心煩。

果然，她說常常覺得身上熱烘烘的，特別是手心腳心。除了手心腳底發熱，還常常脾氣急躁、失眠。

我又問了她月經是否正常，她說基本還是正常的，不過量有點少。

中醫講究陰陽平衡，用陰、陽來比喻身體內的一些物質與功能。比如說滋潤人身體的液體像是血液就屬於陰。陰液不足時，首先會產生口乾、乾咳、皮膚乾枯、大便較乾，還可能有眼睛乾澀，婦女還會有陰道乾澀等等這些缺少『滋潤』的表現。其次，人體的陰陽也有點類似於水火的關係，水少了，火就旺盛了，就會出現一些虛熱的現象，比如手心腳心發熱、兩顴潮

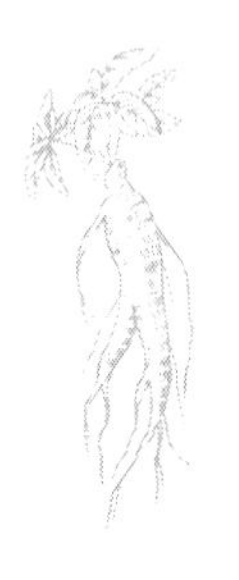

紅、低熱、夜間盜汗、心煩失眠、急躁易怒、口腔潰瘍反覆發作……

她的這種狀況是由於工作壓力過重，造成人體陰陽失衡，出現了陰虛證。並非是更年期到來了。

我叮囑她要注意精神放鬆和休息。然後又開了些養陰潤燥的湯藥調理。過了半個月後，打電話問她，說是症狀緩和了不少。又接著服了兩個療程的藥，症狀基本沒有了，臉色紅潤了許多，精神也好了很多。

陰虛是中醫裡面的名詞，它是指精血或津液虧損的病理現象。人分陰陽，陽指身體的機能，陰則指體內的體液，包括血液、唾液、淚水、精液、內分泌及油脂分泌等。陰，又稱陰液，包括津液和陰精，是臟腑功能，生命活動的物質基礎。津液是人體內一切正常水液的總稱，有滲潤肌膚，潤滑關節，滋養腦髓，潤腸通便，上榮孔竅，入脈化血的作用。陰精則是構成五臟六腑的基本成分，由腎所藏，維持生命活力，對促進生長發育、生殖能力有重要作用。

先天體質虛弱不足，情志失調，酒色過度，煩勞少逸，偏食辛辣，熱病遷延，年老久病等均是引起陰精虧耗，形成陰虛體質的因素。這種體質的人由於體內陰、精、津、液的不足而導致整個身體的津液缺乏，乾枯不潤，甚至化燥生熱。《醫原》中說：「內燥起於肺、胃、腎，胃為重，腎為尤重；蓋肺為敷布精液之源，胃為生化精液之本，腎又為敷布生化之根柢。」腎陰，又稱元陰、真陰，是人體陰液的根本，在滋養濡潤作用中占主導地位。因而陰虛質的人，無論先天因素還是後天因素，都是以腎陰不足為本。

> **小提示**
>
> 陰虛體質的人，一般在體型上偏於瘦削，面容上易見顴紅唇赤，口乾咽燥，兩手心、足心發熱及自覺心胸煩熱，少眠心焦，尿黃便乾，喜飲冷，舌質紅少苔或無苔，脈細弦數。陰虛體質的人對外界刺激的敏感性高於其他體質的人，神經系統較為脆弱，對於由心理、情緒因素引起的身心疾病，陰虛體質的人有更高的發病率。

陰虛讓他夜間大汗淋漓

隔壁老王的妻子告訴我，最近兩個月，她老公每到半夜總會被熱醒，摸了摸身子，前胸後背全都是汗，連被子和床單都溼了。他會把被子掀開散熱，然後再睡下，然後又熱醒，散熱，睡下……每次醒後，老王都覺得口乾舌燥，嚷嚷著讓妻子倒水給他喝。剛開始以為是被子蓋多了所以流汗，但換成薄被後症狀仍然沒有減輕，弄得白天頭昏乏力，嚴重影響工作。反反覆覆，把夫婦兩人都折磨的疲憊不堪。

聽了老王妻子的話，我讓她轉告老王過來給我看看，把脈，觀苔，詳細詢問病情後，我告訴他們，老王是得了盜汗

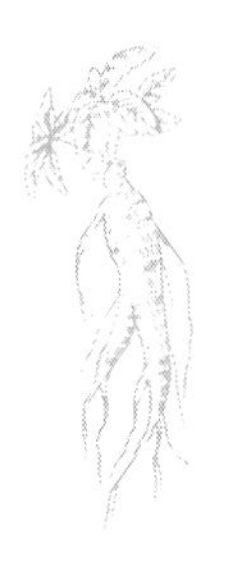

症，是陰虛造成的。老王屬於陰虛火旺的盜汗，而且兩手心、足心發熱及自覺心胸煩熱，宜滋陰降火，因此，我給他開了當歸六黃湯。服後三個療程症狀便消失。

盜汗是中醫的一個病症，以「入睡後出汗異常，醒後汗泄停止」為特徵。中青年盜汗與小兒血鈣偏低引起的盜汗發病機理不同，中青年多為「陰虛」所致，當體質下降時，就會出現盜汗症狀，如潮熱顴紅、心煩盜汗、失眠、乏力等現象。

中青年人，面臨工作、家庭壓力較大，體力、精力透支明顯，極有可能導致人體自律神經紊亂，若日常生活再不注意補「氣」，則必然受到陰虛的「垂青」，出現盜汗、皮膚枯燥、失眠多夢等症狀。

盜汗分為兩種，一種是屬於生理性的；一種屬於病理性的。現代醫學認為，小兒代謝旺盛，活潑好動，出汗往往比成人量多，屬於生理現象。證名，出自《金匱要略．血痺虛勞病脈證並治》，又稱寢汗。指入睡後出汗，醒後即止。多屬虛勞之症，尤以陰虛者多見。詳見虛勞盜汗、陰虛盜汗條目。中醫的說法是「陰虛則盜汗」，「陽虛則自汗」。

睡眠中出汗稱之為「盜汗」。盜汗是中醫的一個病症名，是以入睡後出汗異常，醒後汗泄即止為特徵的一種病徵。《金匱要略．水氣篇》中「食已汗出，又常暮盜汗出者，此勞氣也。」張景岳在《景岳全書．汗證》指出：「自汗盜汗亦各有陰陽之證，不得謂自汗必屬陽虛，盜汗必屬陰虛也。」且臨床尚有因陰虛而陰損及陽的陰陽兩虛，由血瘀而致水溼內停的血瘀與水溼泛濫等等，辨證時更需詳審，所以又細分為：陰虛盜汗、陽虛盜汗、氣虛盜汗、血瘀盜汗、血虛盜汗、溼阻盜汗、外感盜汗。

出汗過多，對人體是一件非常有損的事。汗液流出以前，是人體內很寶貴的津液，對人體起到滋養濡潤的作用，與陰、血是一類的物質，所以中醫歷來有「津血同源」的說法。長期大量的出汗，常常會引起體內陰血物質的缺乏，為日後的健康埋下隱患。如果自己存在這種問題，有兩種中成藥，是可以作為長期的保健用藥來服用的，可選用中成藥知柏地黃丸、六味地黃丸。

小提示

中醫學認為，不論睡著還是清醒時，無端出汗的情況稱為「自汗」；睡著時出汗，醒來時汗就漸漸停止了的情況，稱為「盜汗」。一般而言，陰虛則盜汗，陽虛則自汗。

測你「陰虛」到何種程度

1. 雖然秀髮如絲，可是髮梢經常分岔；
2. 經常覺得臉上皮膚乾燥、龜裂；
3. 有時候覺得眼睛乾澀，甚至疼痛；
4. 嘴唇常發乾起皮，可以撕下來，或是口腔潰瘍反覆發作；
5. 經常覺得口渴，需要飲用大量的水，但作用不大；

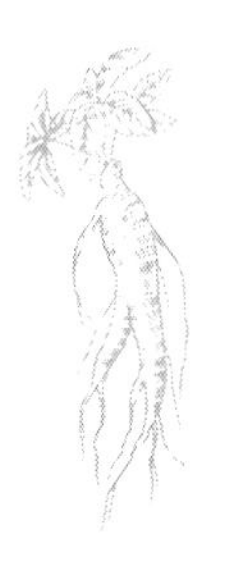

6. 夜間經常感覺咽喉發乾，有時候會咳醒；
7. 經常感到你那出色的記憶力正在遠去；
8. 睡眠品質很糟糕，不是睡不著就是勞累的夢了一夜；
9. 你的皮膚沒有光澤，蒼白或者萎黃；
10. 指甲薄而且乾、脆；
11. 月經量比一般人少，經期維持三天肯定結束；
12. 你的關節會發出響聲；
13. 你經常便祕；
14. 激情時，你覺得自己的愛液不夠，甚至開始用潤滑劑。

在上述的十四個常見的「陰虛」指症中，如果你獲得了：

二個以下的「是」，身體剛有了一點陰虛跡象，還不嚴重；

二到六個「是」，身體的陰虛已現，可以開始重視了；

六到十個「是」，體內的陰氣處於中等匱乏程度，需要調理；

十個以上的「是」，可以說你的陰虛已經很嚴重了，身體健康嚴重受到影響，

口腔潰瘍偏愛陰虛族群

口腔潰瘍反反覆覆的發作，醫學上稱其為「復發性口腔潰瘍」。反覆發生口腔潰瘍是一種多發性的常見疾病，民間一般認為是「上火」的結果。

復發性口腔潰瘍一年四季均可發生，可出現於口腔黏膜的任何部位，唇頰舌較為多見，多發生於青壯年，女性多於男

性。其復發時間長短與口腔潰瘍病史長短有密切關係，病史短時，可以幾個月或一年發病一次；病史長時，可以一個月發病一次，或口腔潰瘍新舊病變交替出現。一般情況下十天左右可自癒，不留疤痕。復發性口腔潰瘍，是口腔黏膜病中最常見的疾病，反覆發作但又有自限性，局部表現為孤立的、圓形或者橢圓形潰瘍。臨床上分為三種類型：復發性輕型口腔潰瘍、復發性口瘡性口腔炎、復發性壞死性黏膜腺周圍腺炎。

它的發生原因是多方面的，如消化不良、發燒、睡眠不足、內分泌失調、精神緊張、情緒變化等都可引起。

口腔潰瘍是現代人很常出現的毛病，一般人都認為夏天會火氣大，才容易潰瘍，但到底口腔潰瘍的真正原因是什麼呢？中醫認為陰津虧耗，虛陽浮越是其發病的病理基礎。陰虛質人因其所具有的體質特徵容易致使身體陰虛陽亢、虛火上炎而較正常人更容易發生口腔潰瘍。

本病的發生與肝腎不足、氣陰虧虛、外感溼熱等密切相關，久而久之，溼熱與氣血相搏，溼、毒、淤相互膠結，致本病反覆發作，難以痊癒。

難以忍受的疼痛和經常性的復發是口腔潰瘍的最大特點。

多年來，中醫對此病依照不同的症型，分別採取清熱解毒、清利溼熱、解毒通脈、益氣養陰、補益肝腎等治法，結果表明中醫不僅可以控制潰瘍的反覆發作，而且可以調節免疫功能。

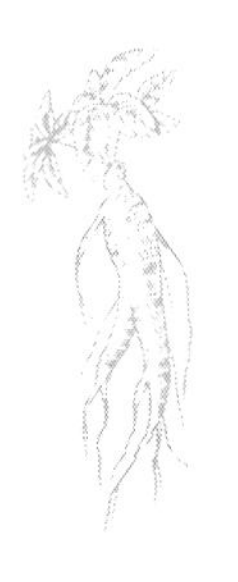

根據該病病灶小、病位淺的特點，運用錫類散、冰硼散、黃柏和細辛研末局部吹敷，金銀花、甘草等放在水中熬煮成汁漱口，野菊花、地膚子、苦參等放在水中熬煮成汁坐浴薰洗。臨床實踐證明以中藥外用及中藥內服治療此病，潰瘍的發作頻率、發作次數及疼痛程度多數能在一個月左右得到緩解，繼續給予數月中藥治療即可進一步控制病情。

推薦偏方：

取六神丸三十粒碾碎成粉，加入二毫升涼開水浸透成稀糊液備用。用藥時先清潔口腔，然後用乾淨的棉花棒蘸上六神丸液塗於潰瘍表面，以餐前十到十五分鐘用藥為佳，每日三次，睡前加用一次。一般用藥五分鐘即可達到止痛效果，進餐無疼痛，增進食慾。小潰瘍一到二天可痊癒；多發性潰瘍用藥三天可痊癒。

也可用百分之十的蜜汁含漱，或者將口腔洗漱乾淨，再用消毒棉花棒將蜂蜜塗於潰瘍面上，塗擦後暫時不要飲食。十五分鐘左右，可將蜂蜜連口水一起咽下，再繼續塗擦，一天可重複塗擦數遍。能消炎、止痛、促進細胞再生。

小提示

除了藥物治療外，平時要注意維持口腔衛生，多吃蔬菜、水果，少吃燒烤油炸和油膩食物，不吃辛辣及熱性食品如辣椒、生蔥、生薑、大蒜、菸、酒、羊肉等，忌勞累，保持心情愉快和大便通暢。

氣血兩虛辨證治療

氣和血在人體中都很重要，是構成人體和維持人體生命活動的兩大物質。氣血理論源於《內經》，《素問．調經論》說：「人之所有者，血與氣耳。」、「氣為血之帥，血為氣之母。」《不居集》又曰：「氣即無形之血，血即有形之氣。」《內經》論疾病發生之理，是基於陰陽而歸結於氣血。傷科疾病，不論在臟腑、經絡，或在皮肉筋骨，都離不開氣血。《醫宗必讀》曰：「氣血者，人之所賴以生者也。」

脾胃為後天之本，為氣血生化之本，氣血兩虛者多因為先天體質虛弱不足，後天飲食失養，疲勞過度，久病不癒，過食寒涼等原因致中焦脾胃吸收運化功能減弱，精微化源不足，引起相對或絕對的營養不良，器官功能障礙，抵抗力下降，從而導致身體氣血兩虛。

對於氣血兩虛如何治療，歷代醫家各有見解。「金元四大家」之一的李東垣認為：「肺主諸氣，氣旺則精自生，形自成，

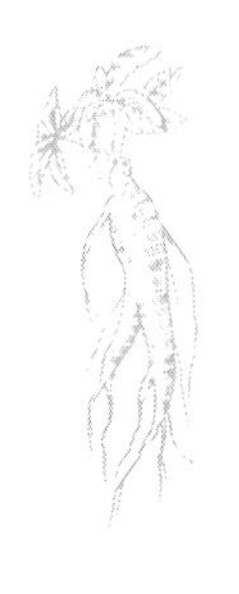

血氣以平，故曰陽生則陰長。血不自生，須得生陽氣之藥，血自旺矣。若陰虛單補血，血無由而生，無陽故也。」他主張血不足者應補氣，體內的氣旺盛了血自然足。而明代中期著名醫學家虞摶則認為：「惟真陰虛者，將為勞極，參耆固不可用，恐其不能抵當而反益病耳，非血虛者之所忌也。此為陰虛火亢不可受補者而言耳」。意思是說血虛的人可以用參芪進行補氣以利血盛，但若陰虛火亢者則不能用補氣法。

其實，對於氣血兩虛究竟該如何補，大家可以遵循一個原則，那就是，若以氣虛為主者，或是因氣虛而累及血虛，當補氣；若以血不足為主者則當補血。

小提示

氣血兩虛的人多給人以有氣無力的印象，臉色淡白或萎黃，頭暈目眩，少氣懶言，神疲乏力，或有自汗，心悸失眠，舌質淡嫩，脈細弱。

氣血不暢導致脫髮

脫髮的種類很多，常見的有脂溢性脫髮和圓禿。精神緊張或缺乏運動、氣血運行不暢使血液不能上達頭皮均有可能導致脫髮。

長跑長途的司機，精神高度集中，幾個小時保持一個姿勢，這將導致全身血液循環不好，如再加上晝夜兼程，休息、飲食得不到保障，會很容易導致脫髮。辦公室裡的白領工作壓力大，腦力消耗多，容易出現頭痛頭暈，外在就會表現為脫髮、白髮。學生競爭激烈，分秒必爭，把很多本應運動的時間也都用於學習，使本來很疲勞的大腦得不到充足供血與供氧，也易導致脫髮。女性產後精神有壓力，又因寶寶晚上哭鬧得不到很好的休息，血虛、氣血運行不好也會出現脫髮。

頭髮的生長與脫落，潤澤與枯槁除了與腎氣的盛衰有關外，還與人體氣血的盛衰有著密切的關係。老年人由於體內氣血不足、腎精虧虛，常出現脫髮的現象，這是人體生、長、壯、老的客觀規律。但年輕人脫髮卻不然，它似乎影響的只是外在形象，但其實身體內的環境可能已經發生了變化。

因為氣與血均是維持生命活動的物質基礎，氣血運行正常，人才會健康長壽。《壽世保元》說：「氣血者，乃人身之根本也，氣取諸陽，血取諸陰，血為榮，榮行脈中，滋養之義也。氣為衛，衛行脈外，護衛之義也。」這說明若氣血虛損不能榮養全身，則可出現衰老症狀，表現在外部則見脫髮。

中醫認為肝藏血，髮為血之餘，腎主骨生髓，其榮在髮，血氣盛則腎氣強，腎氣強則骨髓飽滿，毛髮黑而有光澤，血氣虛則腎氣弱，氣血不能上行榮養毛髮，髮即枯黃無光澤而脫落，故認為脫髮的形成與肝腎不足，氣血虛弱有關。同時，人受七情內傷，情志憂鬱，勞心傷脾，影響氣血運行不暢而導致氣滯血瘀，毛髮失去營養而脫落，這與現代醫學所說的身體內

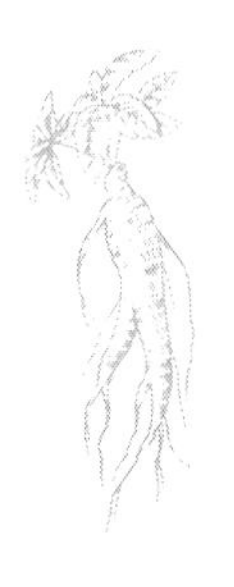

分泌與免疫紊亂失調，精神創傷與過度緊張，血管及血液循環障礙等因素，導致毛囊營養不足而脫髮的觀點一致。

所以，年輕人治療脫髮，我建議從身體內部找原因，以調節氣血、滋補肝腎為主。除了服用藥物以外，還要注意平衡飲食，少吃辛辣刺激性食物。起居正常、精神放鬆、多進行體育活動，都有利於氣血運行恢復正常。用藥的同時還可以利用休息或看電視時做一些頭皮按摩，十指從前額髮際往後力道適度的梳理頭髮，直至頭皮發熱，達到促進血液循環的目的，不但有利於毛髮再生，還會增強腦供血，提高記憶力。

小提示

國外科學家透過對頭髮健康的研究認為，調整飲食對毛髮生長有明顯的促進作用。要使額頭頭髮稠密，就應多吃新鮮水果、蔬菜，如胡蘿蔔、洋蔥、草莓、桑葚、蘋果、梨、杏、奇異果、西瓜、甜瓜等。要使頭頂端頭髮稠密，宜少吃脂肪類食物，烹調用油宜用葵花子油和芝麻油。多吃胡蘿蔔、菠菜及所有的紅色水果、深色蔬菜和各種能吃的野果，是使腦後頭髮稠密的方法。另外，黑芝麻和核桃是頭髮健美最好的食品，可適量食用。

氣血雙補治貧血

氣血兩虛人大多有臉色蒼白、身倦無力、心悸、氣短、眩暈、精神不振、脈弦細等臨床現象，一經檢查多有血色素低，貧血現象。

中醫認為，「諸血皆屬於心」、「中焦受氣取汁，變化而赤是謂血」、「血之源頭在於腎，……精氣充足，百脈和暢。」由此可見，血的生成來源於水穀之精氣，人攝取水穀營養物質，由中焦（脾胃）吸收了食物的精微，透過氣化作用，變成營氣。脾得心火宣降之助，轉化為精、津液，精之一部分貯於腎中，以待生化之用，另一部分得心火之助轉化為血，以滋養五臟六腑。腎中先天之精得後天水穀之精氣，吸收命火之蒸騰，轉化為髓。髓得下焦火熱之激，分化為髓之精液，精液再為命火的宣蒸轉化為血，輸之於身體，以為生理之用。

血虛之形成不外乎內外因素。外邪六淫與溫熱侵入身體，深入化血之機，導致新血無生，這一致病因素與現代醫學所說的「細菌感染、原蟲、毒素發生溶血為病」不謀而合。在內因上，或為七情失節，或為飲食失宜，或為失血而成，或為先天體質虛弱不足，或為病後房勞過甚，或為妊娠失調，而引起造血之機受阻；或消化之機紊亂，水穀不化，精微不成，發生血虛之疾。可見在內因方面與現代醫學所說的「缺乏造血原料或造血器官功能障礙，或慢性失血而成貧血」基本上是一致的。

血為有形之物，氣屬無形之用。血之運行有賴於氣，故有「氣為血之帥，氣行則血行，血為氣之母，血至氣亦至」的理論。血由氣而生，而氣也必須有血作為依附，才能發揮其生化、運動的作用。二者互相依賴，又互相促進，保持相對平

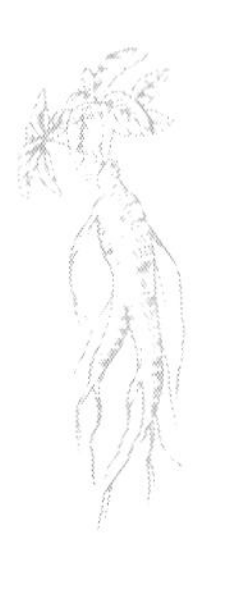

衡。如果氣血失和，就會致病。《內經》說：「是故氣之所並為血虛，血之所並為氣虛。」因此，血虛患者一般均有氣虛，貧血患者在治療應進行氣血雙補才有效果。

推薦偏方

太子參十五克，山藥、白朮各十克，生黃耆十五克，麥門冬、黃耆各十克，黃精、雞血藤各十五克，加水煎服，每週服一劑。本方益氣補血，主治體型消瘦，膚色無光澤，精神不振。

家庭食療方

《飲膳正要》氣血雙補方：黑驢肉五百克，豆豉、黃酒、食鹽各適量。驢肉沖洗乾淨，切塊，放入鍋中，加入豆豉、黃酒、食鹽、清水，大火燒沸後改用小火，煮至熟爛即成。

本方有補血益氣功效。適用於虛弱勞損，風眩，心煩。本方為補血益氣方。久病體虛，或勞傷過度，氣血耗損，則見勞損；血氣不足，不能上榮頭目，則見虛風眩暈；氣血虧虛，心神失養，則見心煩。治療法宜補血益氣。方中重用驢肉為主，血肉有情之物，能補血益氣；以豆豉為輔佐，兼清心除煩，合用而為補血益氣之方。本方補氣血重在補血，用以治療以血虛為主的氣血虧虛。

小提示

貧血者最好不要喝茶，多喝茶只會使貧血症狀加重。因為食物中的鐵，是以三價膠狀氫氧化鐵的形式進入消化道的。經胃液的作用，高價鐵離子轉變為低價鐵離子，才能被吸收。可是茶中含有鞣酸，飲用後易形成不溶性鞣酸鐵，從而阻礙了鐵的吸收。

閉經源自氣血虛空

一般正常的女子，在十四歲左右就該有月經了，如果十八歲以後還沒有，或是來了之後又連續停了三個月以上，同時出現其他症狀的，就稱為閉經，前者為原發性閉經，後者為續發性閉經。

中醫認為閉經源自脾氣不足，生化之源虧乏，衝任血少，血海空虛所致。

對於氣血雙虧的人來說，正是由於其胃腸消化吸收功能較差，引起營養不良，貧血，這些症狀又透過下視丘影響到腦下垂體功能從而導致內分泌失調而造成閉經或月經過少。此類消耗性疾病還可以減低子宮內膜對性激素的敏感性，而使人易發閉經，這一現象在營養狀態改善、健康恢復後可自行恢復。

由以上的原因就不難理解，時下為什麼會有一些女孩為了「以瘦為美」而付出了健康的代價。比如，某辦公室客服小姐一

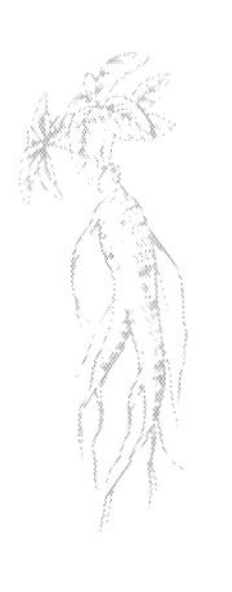

年前減肥，剛開始採用「過午不食」的飢餓療法。一個月後，嫌減肥速度不快，又開始服用一種減肥藥。不久，她就開始厭食、噁心、精神不振。半年後，開始閉經，到醫院治療時已有五個月沒有來月經了。雖然，閉經可以經過調理、治療後痊癒，但由於非正常閉經抑制了排卵功能的發揮，造成卵巢功能的早衰，如不及時治療，可能會因此而喪失生育功能。對於一些正處於發育期的女孩來說，一味的減肥對今後生育、身高都會有影響。

治療閉經，可以根據症狀選用中成藥：

1. 月經逐漸後延，量少，血色淡而質薄，繼而停閉不行，臉色萎黃或蒼白，頭暈目眩，神疲肢倦，時有頭痛、心悸、失眠，舌淡，脈弱等，應選用益氣補血調經的中成藥，如八珍益母丸、補血寧神片、血速升沖劑、當歸紅棗沖劑、人參養榮丸、十全大補丸、婦科再造丸、八寶坤順丸等。其中八珍益母丸藥性平和，補而不膩，可以常服。八寶坤順丸則具有補養氣血又兼疏肝調經之效，對血虛氣滯所致閉經更為適宜。血速升沖劑由黃耆、當歸、淫羊藿、阿膠組成，具有養血活血，益氣扶正之功效，用於治療氣血虧損所致閉經。
2. 月經數月不來，精神憂鬱不樂，煩躁易怒，兩脅脹悶，少腹脹痛且拒按，脈沉弦而澀，宜選用理氣活血化瘀的中成藥。如活血調經丸、婦女痛經丸、失笑散、血府逐瘀丸，活血理氣，化瘀調經，可常服用。調經姊妹丸、通經甘露丸、調經化瘀丸、婦科通經丸，偏於破血行氣通經；調經至寶丸、婦科回生丹破氣攻瘀兼以消經痛，不可多服、久服。血瘀兼氣血虛弱者可用婦女通經丸、慈航丸；而舒肝保坤丸、調經活血片對血瘀兼肝鬱血虛者尤為適宜。

3. 月經數月不行，小腹冷痛，得溫則舒，肢冷畏寒，大便溏泄，白帶量多，苔白，脈沉緊或沉遲，可選用溫散寒滯，通經活血的中成藥。如艾附暖宮丸、暖宮孕子丸及十二溫經丸等散寒溫經又兼補益氣血。
4. 年過十八歲未行經，或月經延後、量少逐漸至閉經，體質虛弱，腰痠腿軟，頭暈耳鳴，舌淡紅，苔少，脈沉弱或細澀，應選用具有滋補肝腎，養血調經的中成藥。常見品種有蛤蚧補腎丸、坤靈丸、女寶、天喜調經丸等。

此外，若月經漸少，數月不行，體型肥胖，胸悶脘脹，或頭暈嗜睡，或面浮足腫，或帶下量多色白，舌質胖，苔白膩，脈滑，可選用平胃散（丸）或五積丸等中成藥。

家庭食療方

烏賊肉五百克，料酒、食鹽、白糖、蔥段、薑片、醬油、沙拉油（可替換任葵花油、花生油等）、麻油各適量。將鮮烏賊肉放入沸水中川燙一下，撈出洗淨，瀝淨水分。把鍋放在瓦斯爐上開火，加入沙拉油，燒熱時加蔥、薑，炒出香味後，加入烏賊肉、白糖、醬油、鹽、料酒、清水。燒開後燉至肉熟湯汁濃稠，撈出蔥薑，淋上麻油拌勻出鍋即成。

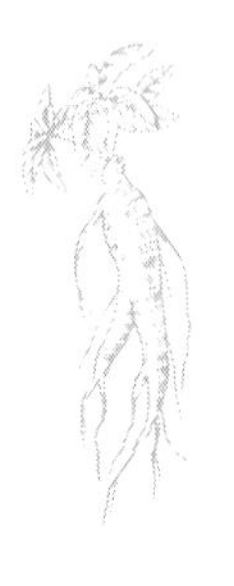

中醫認為其具滋陰養血之功效。此方出自《醫林纂要》，書中謂之「補心通脈、和血清腎、去熱保精，作燴食尤能養血滋陰、明目去熱。」此湯菜適用於婦人血虛、閉經、陰道出血、帶下（指婦女陰道內流出的白帶在量、色、質或氣味異常的病證）。對於其他氣血虛弱之人，此道菜餚亦有補益氣血之功。健康人食之能強身。

> **小提示**
>
> 導致閉經的因素很多，當出現閉經時不必過於緊張，要查明原因，可透過婦科檢查，如刮宮、腹腔鏡檢查等。其後，應根據閉經的種類進行精神調整或藥物治療，治癒了原發病，生理功能得以恢復，同時也解除了心理負擔。一般來說，對功能失調導致的閉經，選用中藥對症治療往往比西藥治療效果更好。

痰溼質化痰祛溼為主

痰溼質是由於水液內停而痰溼凝聚，以黏滯重濁為主要特徵的體質狀態。

痰在中醫理論之中有兩種含義，即狹義之痰與廣義之痰，前者是指我們平常由口腔吐出的痰液。後者則是指身體內由於氣機阻滯或陽氣衰微不能正常的運行津液，使之積留於體內而漸漸形成的病理產物，溼則是由於外受霧露，久居溼處，或淋雨、出汗致使外溼侵入肌膚，也可由於飲食不加節制，過食生冷或脾胃虛弱而致水溼內停引起。

痰溼之生，與肺脾腎三臟關係最為密切，《素問．經脈別論》說：「飲入於胃，游溢精氣，上輸於脾，脾氣散精，上歸於肺，通調水道，下輸膀胱，水精四布，五經並行」。這指明了水穀精微在體內代謝的基本氣化過程，主要是由脾、肺、腎、三焦和膀胱共同完成的，其中尤以脾為最要。這是因為脾的主要生理功能是運化水穀精微，輸布津液到全身，如果脾失健運，則水溼將停留在體內，故有「脾病生溼」之說，另外，肺和腎在水液循行中也有重要作用。人體內水液的運行需要肺氣的推助，正所謂「氣行水亦行，氣滯水亦滯。」而腎陽的氣化作用對水溼的調節有著重要的影響，尤其是命門之火，如果命門火衰，腎的氣化失常，水液亦將在體內聚積為患。

當人體五臟六腑的功能狀態有所偏旺，氣血津液化生敷有所失調，在外界因素的誘發下則易產生痰溼體質，因而出現一系列如中脘痞滿（痞滿是由於脾胃功能失調，升降失司，胃氣壅塞，出現以脘腹悶脹不舒為主症的病證。以自覺脹滿，觸之無形，按之柔軟，壓之無痛為臨床特點），口中甜膩，身重如裹，大便不實，口乾不欲飲，胸滿昏眩等具有痰溼特徵的表現。痰溼質易發於素體肥胖之人，臨床上發現：痰溼體質人約占肥胖族群的一半以上。

心寬體胖是你最好的寫照嗎？那麼你很可能就是痰溼質。

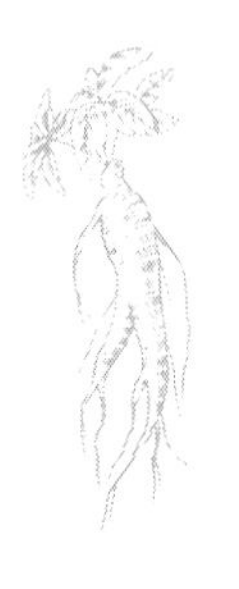

這類體質的人體型肥胖，往往有個肥滿鬆軟的大肚腩，為人溫和恭謙，是典型的老好人。而且臉也有些黃胖且比較油，上眼皮總是浮腫。很容易出汗，而且汗液很黏。容易覺得睏倦，還會胸悶，痰多。大便一般正常或比較軟散，小便不多或微濁。在梅雨之類的潮溼天氣，他們會覺得全身不舒服，總是黏黏的。

朱丹溪在《丹溪治法心要》中首先提出：「肥白人多痰溼質」的觀點，由此形成了中醫學這一特有理論。

除先天遺傳之外，喜歡吃甜食肥膩之物且不愛運動的人發胖後很容易變成痰溼質。還有一些病後虛胖的人往往也是這種體質。

痰溼質的人體形肥胖，與高血壓、高血脂、冠心病的發生具有明顯的相關性。而且，這一體質族群易患消渴症、中風、胸痛等症狀。

小提示

痰溼質體質，大多體型肥胖，身重易倦，故應長期堅持運動習慣，散步、慢跑、球類、游泳、武術以及各種舞蹈，均可選擇。活動量應逐漸增強，讓疏鬆的皮肉逐漸轉變成結實、緻密之肌肉。氣功方面，則以動樁訓練、保健功、長壽功為宜，加強運氣功法。

痰溼質，糖尿病的常見體質

糖尿病屬中醫「消渴」的範疇，以多飲，多食，多尿，體型消瘦的「三多一少」為本病的特徵。

中醫素有「肥人多痰……」之說，而肥胖是糖尿病的主要誘發因素，積年纏綿又是糖尿病的特點，從而成為痰瘀的病理基礎。《素問．奇病論》說：「此人必數食甘美而多肥也，肥者令人內熱，甘者令人中滿，故其氣上溢，轉為消渴。」《素問．通評虛實論》云：「凡治消癉、仆擊、偏枯、痿、厥、氣滿發逆，甘肥貴人，則膏粱之疾也。」指出長期飲食肥甘厚味食物，從而損傷脾胃，致水穀失於健運是本病的發生因素。糖尿病的主要危害，在於各系統的併發症，如心、腦、腎、神經、眼睛等併發症。其脈證皆可表現痰瘀徵象。現代研究亦表明糖尿病多伴有高脂血症、微循環障礙、血液高凝狀態，進一步強調了肥胖、痰溼與糖尿病的發病關聯性。事實上，在臨床上第二型糖尿病的百分之七十五到百分之八十五在四十五歲以後發病，病前患者呈肥胖體型，舌苔多滑膩，舌質多淡潤，多伴有頭暈，下肢水腫或食慾不振或餐後痞滿，大便不淨等溼痰作用下的表現。

糖尿病患者，其臨床症狀特點為體型肥胖，渴飲多不顯著，以痰溼內盛，痰濁中阻，痰熱鬱積，內擾心神以及氣虛痰阻為主要表現，此類病人多數兼有脂質代謝異常，膽固醇和三

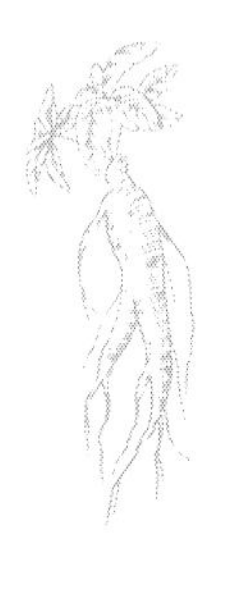

酸甘油酯增高。所以治療本病時，要注意糖尿病與痰溼的關係密切。痰溼的形成，既可直接影響陰液，痰鬱化火又可損傷陰液，更有痰溼日久閉阻經絡，陰津失於輸布，使身體失去濡養而發為消渴者。痰溼既為病理產物，同時又可作為病因導致身體臟腑功能失調，因此對於肥胖型糖尿病各期要從痰溼論治。

1. 早期清熱利溼：大多第二型糖尿病早期表現為肥胖，患者無明顯的多飲、多食、多尿等症狀，有些患者並無明顯不適，體檢時才發現糖尿病。此時應以祛除溼邪為主，一定要用大劑量的祛溼藥，而且療程一定要足夠，臨床中主要選用二陳湯加減治療。藥用玉米鬚、澤瀉、茯苓、陳皮、半夏、蒼朮、黃連、玄參、天花粉、甘草、佩蘭等藥物。
2. 中期滋陰祛溼：第二型糖尿病到中期時表現出「三多一少」的臨床症狀較明顯，此時要注意治痰溼藥不可太過，宜中病即止，以防止損傷陰液。臨床主要選藥用玉竹、女貞子、枸杞子、黃精、玉米鬚、茯苓等。
3. 後期活血祛痰：第二型糖尿病後期臨床上以痰溼內阻多見，痰阻胸中，可見糖尿病合併心腦血管及神經病變，併發腎病而出現水腫等，臨床用藥以玉米鬚、茯苓、紅花、川芎、知母、仙靈脾、丹參、當歸、陳皮等。

> **小提示**
>
> 治病糖尿病要掌握三個主要環節：一是調整飲食，二是平和心態，三是節制房事。必須三管齊下，持之以恆，才能奏效。

祛痰化濁降脂治高血脂症

高脂血症是一系列疾病的開端和基礎，它本身來說在臨床上多無症狀，一般是在進行血液檢查時被發現。

痰溼體質的人，特別是痰溼體質的肥胖病人之易發病非高血脂症莫屬，這是因為痰溼體質多為偏食、吸菸、熬夜和高脂肪攝入的族群，這些基本都是高血脂的形成原因。高血脂的產生是這一體質的人易得中風，高血壓，冠心病，脂肪肝，膽結石的原因。

血脂主要是由膽固醇構成，是血液中脂質的總稱，包括膽固醇、三酸甘油酯、游離脂肪酸、脂溶性維生素、類固醇激素等。膽固醇是體內的脂肪之一，正常時是構成細胞的重要成分，可以合成維生素 D、激素等，並且可幫助脂肪的消化吸收。高脂血症是指血液中膽固醇、三酸甘油酯、低密度脂蛋白過高和血清高密度脂蛋白過低的一種全身脂質代謝異常。

高血脂對身體的損害是不明顯的、逐漸進行性和全身性的。早期多數人沒有症狀，這也是很多人不重視早期診斷和早期治療的重要原因。高血脂的直接損害是加速全身動脈粥樣硬

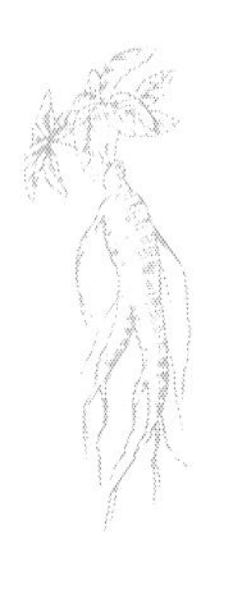

化的進程。因為全身的重要器官都要依靠動脈供血、供氧。一旦動脈被粥樣斑塊堵塞，就會出現器官缺血的嚴重後果。

冠心病、動脈硬化引起的腎功能衰竭等都與高血脂密切相關。大量研究資料表明，高脂血症是腦中風、冠心病、心肌梗塞的危險因素。此外高脂血症也是造成高血壓、糖尿病的一個重要危險因素。高脂血症還可導致脂肪肝、膽結石、胰腺炎、眼底出血、高尿酸血症。據介紹，高脂血症患者患心臟病的機率是正常人的四倍。隨著經濟的發展，生活品質提高，高脂肪飲食機會增多，加上運動的減少，很多人血液中的脂肪沒法燃燒、消耗，從而積聚導致高血脂。

中醫認為，高脂血症是痰濁不化的表現，多以祛痰化濁降脂為治病方法，對於痰溼質的人尤其適宜。下面兩種自製降脂茶，可參考飲用：

鮮山楂三十克、生槐花五克、嫩荷葉十五克水煮，快要煮爛時用湯匙壓碎，再煮十分鐘，取汁當茶飲，連服三個月。

綠茶三克、槐角十八克、何首烏三十克、冬瓜皮十八克、山楂肉十五克。水煎諸藥去渣取汁，沖泡綠茶，當茶飲。本方有祛痰化濁降脂通利血脈，健身益壽作用，可增強血管彈性，降低血中膽固醇，防治動脈硬化的作用。

另外，飲食治療是高脂血症治療的基礎，無論是否採取任何藥物治療之前，首先必須進行飲食治療。飲食治療無效時或病人不能耐受時，方可用藥物治療。在服用降脂藥物期間也應注意飲食控制，以增強藥物的療效。

1. 減少脂肪的攝入量是控制熱量的基礎。減少動物性脂肪如豬油、肥豬肉、奶油、肥羊肉、肥牛肉、肥鴨肉、肥鵝肉等。這類食物飽和脂肪酸過多，能夠促進膽固醇吸收和肝臟膽固醇的合成，使血清中膽固醇水準升高。提倡多吃富含不飽和脂肪酸的海魚，以保護心血管系統，降低血脂。烹調時，應使用植物油，如沙拉油、玉米油、葵花籽油、芝麻油等，每日食用烹調油十毫升到十五毫升。
2. 限制膽固醇的攝入量。膽固醇是人體必不可少的物質，但攝入過多的確害處不少，大豆中豆固醇有明顯降血脂的作用，提倡多吃豆製品。
3. 供給充足的蛋白質。蛋白質的來源非常重要，主要來自於牛奶雞蛋、瘦肉類、去皮禽類、魚蝦類及大豆、豆製品等食品。但飲食中植物蛋白質的攝入量要在百分之五十以上。
4. 適當減少碳水化合物的攝入量，多吃粗糧。
5. 多吃富含維生素、礦物質和纖維素的食物。應多吃鮮果和蔬菜它們富含維生素 C、礦物質和纖維素較多，能夠降低三酸甘油酯，促進膽固醇的排泄。

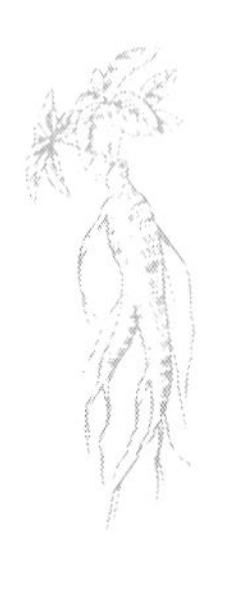

小提示

高脂血症在老年人中極為普遍，目前在中年人中也有比例提高的趨勢，它已成為威脅現代社會人們生命的重要疾病。為此，醫學專家們發出忠告：高脂血症要早防早治。

瘀血質活血化瘀疏通

如果你總覺得自己的臉色不好？臉色晦暗，皮膚暗沉或色素沉著，還經常有瘀斑，容易疼痛，眼眶黯黑，嘴唇黯淡甚至發紫，皮膚也總是乾乾的。你的體質就應該屬於中醫所說的「瘀血質」了，這是體內有血液運行不暢的潛在傾向或瘀血內阻的病理基礎，以血瘀表現為主要特徵的體質狀態。

人的身體有這麼多的血管，只要是活著，心臟這個血液的幫浦時刻的在工作著，那麼血液怎麼會流通不暢了呢？

我給大家簡單的解說一下，大家就會明白：若我們經常吃一些含脂肪成分多的食物，如牛肉、羊肉，當身體不能完全消化吸收這些脂肪時，隨著時間的推移這些物質漸漸的和血液黏在一起形成塊狀或黏黏糊糊的狀態，通過微血管的時候速度變得非常緩慢，就像從一個小巷子裡大型卡車要通過……使得跟在後面的好血，也受到阻礙不能正常流通。這種發硬且黏黏糊糊的血塊就是瘀血，顏色和正常的血液差不多。

當體內存在這種黏黏的瘀血時，有很多原因會讓它們在通過微血管的時候停止流動。比如，人們在睡覺時，習慣性的把右手臂壓在身下睡覺的話，右手臂被壓得血液不容易流動。特別是好不容易來到這裡的黏黏的瘀血在被壓停止流動的狀態下，經過一夜後，乾脆就凝固在那裡。若不採取特別措施的話，隨著時間的推移越來越凝固化，就失去了作為血液的價值。這就使得跟在後面的血液也停止流動而喪失血液的功能，使瘀血的規模越來越大。這時感覺有點疼或不舒服的話，按摩一下好像會好一點，如果還繼續這麼睡的話，血液又會重新瘀積在那裡，疼痛或不舒服的感覺會反覆發生。隨著時間的流逝瘀血塊越來越大越來越硬，顏色越來越發黑。越是那樣疼痛也會越加大，日後發展成肩膀和手臂難以動彈的程度。這裡是舉肩膀的例子。如果這個地方不是肩膀，是頭、是肝臟、是心臟或腎臟的話……你就會知道這些部位得病或者疼痛的原因了。

另外，還有瘀積的更嚴重的情況，那就是血栓。如果微血管裡有一個停止流動的瘀血塊，那麼想流過周邊的其它瘀血塊可能就會繼續黏附在那上面或堵住周邊，這樣的狀態經過二十到三十年的時間，瘀血塊（規模）變得越來越大。其中停流時間最長的中心部分先變硬變黑。這有點像珍珠的形成過程，但這卻是真實的，血液中的血栓就是這麼形成的。因此，瘀血的結果避免不了頭痛、痴呆、中風等疾病的發生。

中醫認為，瘀血體質的主要因素是行血遲緩不暢，多半是因為情緒意志長期憂鬱，或者久居寒冷地區，以及臟腑功能

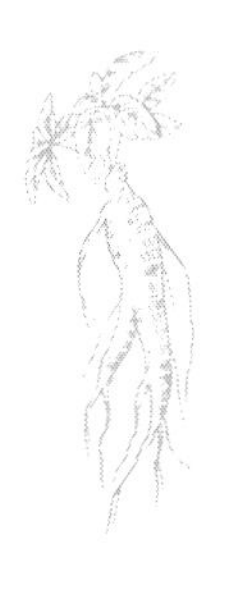

失調所造成，以身體較瘦的人為主。常見有頭髮易脫落、膚色暗沉、唇色暗紫、舌有紫色或瘀斑、眼眶暗黑等症狀，脈象細弱。此類型的人，有些明明年紀未到就已經出現老人斑，有些常有身上某部分疼痛的困擾，例如：女性生理期容易痛經，男性身上都有瘀青等，身上的疼痛症，往往由於活動少，而在夜晚更是加重。這也符合中醫的所謂「不通則痛」的說法。

> **小提示**
>
> 人體內的水分透過呼吸、皮膚蒸發和大小便排出。如不及時補充水分，可使血液中水分減少，導致血黏度增高，血行緩慢。所以，氣滯血瘀體質平時宜多飲水，每天攝入量不低於二千毫升（約八杯水）。

乳腺增生多是淤積的後果

乳腺增生是婦女常見、多發疾病之一，歐美國家多見於二十五到四十五歲女性，其本質上是一種生理增生與復舊不全造成的乳腺正常結構的紊亂。由於本病惡變的危險性較正常婦女增加二到四倍，臨床症狀和體徵有時與乳癌相混，因此正確的認識與處理措施十分重要。

乳腺增生病屬於中醫的「乳癖」範疇。有關本病的描述最早見於《中藏經》，之後的歷代醫家多有論述，對其病因病機、臨床表現及治療均有詳盡的闡述。「乳癖」是形容氣機不暢，在乳房部出現脹滿疼痛，症狀時緩時劇，疼痛時輕時重等特點。《瘍科心得集》中是這樣描述的:「有乳中結核，形如丸卵，不疼痛，不發寒熱，皮色不變，其核隨喜怒而消長，此名乳癖……。」既描述了腫塊的特點，又指出了乳腺增生病與情志變化的關係。

中醫認為本病的主要發病原因是由情志不暢，肝氣鬱結而致。乳房屬肝脈、肝鬱氣滯而使氣滯血瘀，阻塞脈絡，澀而成「癖」，其病機之樞是氣滯血瘀，且互為因果。瘀血質的人體內性激素多有失調的表現，在情緒因素的作用下會加重其失調，也加重血瘀故而會出現增生的發生。

乳腺增生治宜舒肝活血，通絡化結，使衝任調和，經絡通暢。其不同症型及其臨床的治療原則為：

肝鬱氣滯型：月經前或月經期間乳房腫痛，隨喜怒消失，一側或雙側乳房可觸及大小不等的串珠狀節結，腫塊多為綠豆大步節結，或成粗條索狀。質韌不堅硬，按之可動，不與深部組織沾黏，邊界不清，月經週期不足，經量較多，胸悶暖氣，精神憂鬱，心煩易怒。此類型宜疏肝理氣，化痰散結。可服逍遙丸、小金片、乳癖丸、犀黃丸等。

衝任不調型：乳房有腫塊，經前或經期疼痛加重，經行後減輕或消失，經期多後延，經痛不劇，經量少，身倦無力，腰痠肢冷，少腹畏寒，日久失治者，少數可發生癌變。此類型宜調理衝任，溫腎平肝。可服小金丹、散結靈等。

最後，要告訴大家，對於此病，保持良好的心態是好的良

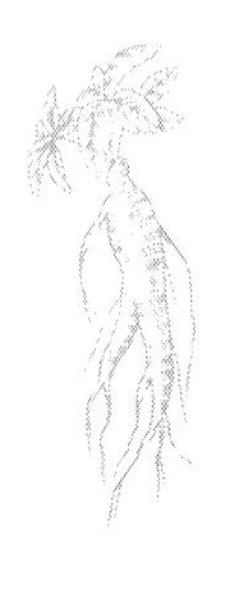

藥。本病發生與精神情緒有著密切的關係。平時應多聽悅耳的音樂，養成養花、養金魚等生活習慣。情緒應舒暢，解除不必要的顧慮，遇事勿怒，起臥有時。居室環境應清靜、空氣流通。情緒低落時可適當選擇散步、運動、健身操等來分散注意力，調暢情志。

小提示

三十歲後，每個女性都應該學著自己檢查乳腺。自檢的方法是採取仰臥的姿勢平躺在床上，用指腹順時針按壓乳房，但不要採取抓的姿勢，免得把正常的乳腺組織也當成增生。如果摸到有散在的顆粒狀物體就應該就醫，請醫生幫助做最終的判斷。

瘀血質當防腦中風

腦中風又名腦中風，是腦部血管疾病的總稱。好發於中老年人，常見病因為高血壓動脈硬化。由於腦血管破裂，血液流入蜘蛛網膜下腔者，稱為蜘蛛網膜下腔出血；血液流入腦實質內，則為顱內出血。由於腦血管狹窄、閉塞而導致所供給的腦組織缺血、梗阻，症狀持續不超過二十四小時者，稱為暫時性腦缺血；症狀重持續二十四小時以上者，稱為腦梗死，包括腦血栓形成和腦栓塞。臨床表現有一定局限性神經症狀，發生在一側大腦半球者，有對側的偏癱、偏身感覺障礙、偏盲症狀，或同時有失語。發生在腦幹、小腦者則有同側腦神經麻痺、對側偏癱或偏身感覺障礙，同側肢體的共濟失調。嚴重病例有頭痛、嘔吐、意識障礙，甚至發生腦疝（顱內壓過高的併發症）或死亡。

「中風」是亞洲人的第二號殺手，每年有超過二百萬人死於中風。世界上無論不同地區或不同種族，腦血管意外都是死亡和致殘的主要原因。

腦中風包括兩大類：出血性與缺血性，前者包括腦出血及蜘蛛網膜下腔出血；後者包括腦血栓形成及腦栓塞，其中腦血栓的形成最為常見，占腦中風的一半以上，與瘀血體質的人關係密切，前文我說過瘀血體質的人易於形成血栓，這種血栓栓塞於腦動脈就會發生缺血性腦中風。

中醫認為，氣血瘀阻所致的中風常見的症狀為：半身不遂，口眼歪斜，言語困難，口角流涎，小便頻繁，遺尿失禁，臉色不華，食慾不振，脈細澀。

對於治療缺血性腦中風，要以補氣活血，化瘀通絡為主。

中醫認為中風後遺症主要是由於中風之後氣虛血瘀，脈絡瘀阻，風痰阻絡，或肝腎二虧，精血不足，筋骨失養所致。對於半身不遂者，在軟癱期多使用有益氣活血通絡作用的補陽還五湯加減治療；在硬癱期多用有養血平肝熄風活絡作用的四物湯合天麻鉤藤飲加減治療。對於語言障礙者，常用有祛風化痰作用的解語丹加減治療；腎虛者合用左歸飲加減治療。老年痴

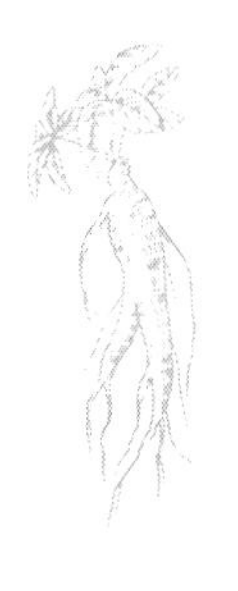

呆者，常用益脾腎、補腦髓、化瘀豁痰開竅的河車大造丸合安腦丸治療。

由於中風後遺症是一種需要長期治療的疾病，中成藥成了許多患者的首選，強力天麻杜仲膠囊由天麻、獨活、杜仲、附子、玄參、藁本、當歸等組成，具有祛風化溼、活血化瘀、益腎通絡、滋養肝腎、調理脾胃的功效，補而不燥，走而不守，行而不散，補血養陰，內養五臟，外潤筋脈，柔潤中兼有疏利，虛實標本兼治，是治療中風後遺症的良藥。中風後遺症屬難治病症，綜合復健治療被認為是當前最佳方案，針灸、推拿和理療也是治療的有效方法。

另外，行氣活血最有效的藥物當首選銀杏葉。一九八〇年代以來，海內外醫藥學家對銀杏葉進行了大量研究，發現銀杏葉具有傳統意義上的活血化瘀功效。例如銀杏葉製劑能增強血管的彈性，增加大腦、心臟血管的血流量，又能降低血液的黏稠度，防止血栓形成。銀杏葉對大腦的保護作用，體現在它能提高大腦功能和防治老年性痴呆。銀杏葉製劑能改善中度認知障礙、記憶力下降、智力減退、注意力不集中等腦損害症狀，銀杏葉提取物已成為中老年人抗衰老的保健藥物之一。

銀杏葉製劑對預防氣滯血瘀體質的多發疾病 —— 中風具有顯著的效果。對中風後遺症的康復亦有一定的作用。法國巴黎大學研究結果顯示，中風後繼續服用銀杏葉製劑，可以縮短康復的時間，減少中風後遺症的出現。

小提示

「寒則氣滯」、「寒則血凝」，氣滯血瘀體質除了注意保暖之外，在寒冷環境的時間不宜過久。在冬季室溫應不低於攝氏二十度。夏季使用空調降溫，室溫也不宜過低，一般宜保持在二十五到二十六度左右。每天用熱水泡浴，有利於改善全身氣血運行，如能定期進行藥浴、按摩，則效果更好。

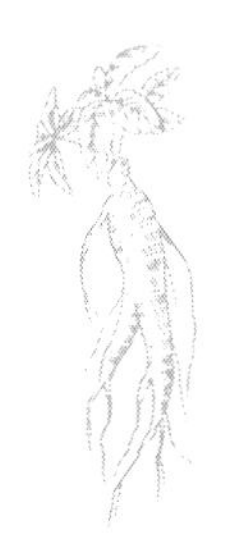

講座二：病同體不同—不同體質族群的同病不同醫

講座三：

病同人不同——不同年齡族群的同病不同醫

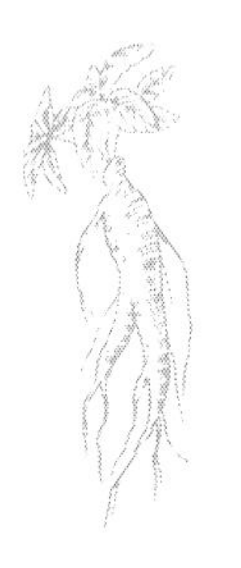

治病需因人制宜

中醫學對於人體結構與機能隨著年齡而變化的規律有深刻的認識，如《素問．上古天真論》指出：「女子七歲腎氣盛，齒更髮長；二七而天癸至，任脈通，太衝脈盛，月事以時下，故有子；三七腎氣平均，故真牙生而長極；四七筋骨堅，髮長極，身體盛壯；五七陽明脈衰，面始焦，髮始墮；六七三陽脈衰於上，面皆焦，髮始白；七七任脈虛，太衝脈衰少，天癸竭，地道不通，故形壞，而無子也。丈夫八歲，腎氣實，髮長齒更；二八腎氣盛，天癸至，精氣溢瀉，陰陽和，故能有子；三八腎氣平均，故真牙生而長極；四八筋骨隆盛，肌肉壯滿；五八腎氣衰，髮墮齒槁；六八陽氣衰竭於上面，焦髮鬢斑白；七八肝氣衰，筋不能動，天癸竭，精少腎臟衰，形體皆極；八八則齒髮去。腎者主水，受五臟六腑之精而藏之，故五臟盛乃能瀉。今五臟皆衰，筋骨解墮，天癸盡矣，故髮鬢白，身體重，行步不正，而無子耳。」這段文字說明了人體氣血及內臟盛衰與年齡之關係，在生長、發育、壯盛以至衰老、死亡的過程中，五臟精氣由盛至衰，影響著人體的生理活動，決定著人們的體質，從而決定著各年齡組對疾病的反應能力和類型。

人與人之間本身存在著較大的個體差異，這種差異不僅表現於不同的種族，而且存在於個體之間。不同的個體有著不同的心理和生理特點，對疾病的易感性也不相同。這就要求我們在防病抗病的過程中，應當以辨證的思想來對待，因人治病，才能有益於身體的身心健康，達到健康長壽的目的。

人生七十古來稀

老年人的年齡劃分標準是：四十五到五十九歲為老年前期又叫初老期，六十到八十九歲為老年期，九十歲以上為長壽期。世界各國對老年人年齡劃分界限不同。聯合國最新的年齡劃分標準將「十八歲至六十五歲」的人都定為青年人。臺灣則一般將近六十歲以上定為老年。

人體氣血及內臟盛衰隨著年齡的增長，從生長、壯盛以至衰老、死亡的過程中五臟精氣由盛至衰，影響著人體的生理活動，決定著人們的體質。老年人在身體機能、結構與代謝上與年青人有著明顯的區別。一般來說，老年人存在著陰陽失調、氣血漸衰、五臟衰退以及體型虧損的幾種衰老現象。

陰陽失調

《素問．陰陽應象大論》說：「陰陽者，天地之道也，萬物之綱紀，變化之父母，生殺之本始。」意思是說陰陽變化是生命產生、發育與衰老的根基所在。我們知道人體的生理機能活動，包括五臟六腑、氣血精津，都是以陰陽協調、平衡為健康的保證。老年人的精血雖然已經衰耗，但是體內陰陽仍然應該是相對平衡、協調的。只不過這種平衡和協調與一般青壯年相比較

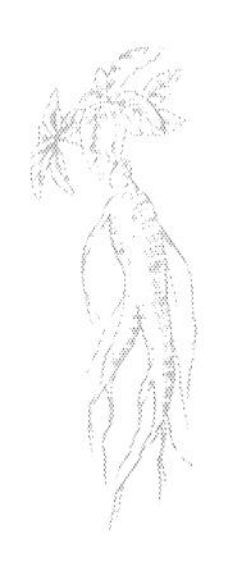

起來是低度的。正因為如此，老年人對外界的適應能力就會不足，自身平衡的穩定性亦較低。當某些致病因素作用於人體，就會使這種陰陽低度平衡的穩定性遭到破壞，從而發生陰陽失調。因此《千金翼方．養老大例》中說：「人年五十以上，陽氣日衰，損與日至，心力漸退，忘前失後，興居怠墮，計授，皆不稱心，視聽不穩，多退少進。」提示人們年過半百，陰陽皆衰，這是生命老化的自然規律，也是一個根本規律。

氣血漸衰

中醫認為氣血是生命活動的物質基礎，二者相輔相成，維持新陳代謝的各種機能活動。氣為血帥，血的運行要靠氣的推動；血為氣母，是氣的營養的主要來源。氣血充足，運於周身，則身體健壯。但是人體隨著年齡增長的過程，陽氣與陰血都在逐漸衰減，故朱丹溪在《格致餘論》中說：「人生至六十、七十以後，精血俱耗。」年老以後，氣血不足，臟腑機能衰退，經絡失養，不僅容易衰老，而且還會產生疾病。老年人氣虛常表現為氣短、乏力、懶言、聲調低微，自汗等。血不養心則心悸；血不養神則失眠多夢；心主血，其華在面容，心血不足，則臉色蒼白而無華；肝藏血，其華在爪甲，肝血不足，則爪甲不榮；肌膚失養，則毛髮乾枯，肌膚乾燥；筋脈失養，則肢體麻木。此皆為血虛，身體失養的症候表現。因此，老年人出現雞皮鶴髮的外貌就不足為奇了。

五臟衰退

隨著年齡的與日俱增，五臟六腑之功能則日益衰退。但其衰退過程也是有先後、有規律的，並且受每個人的先天稟賦與後天保養所左右。故其個體差異會比較明顯，有的未老先衰，有的則「越活越年輕！」但一般說來，五臟都會出現如下變化：

腎臟

中醫認為腎藏精，腎精充足，則骨堅、髓充。腦得其養，則思維敏捷，精力旺盛，耳聰目明；腎氣盛，則呼吸有力，吐納充實；腎為先天之本，主生殖，腎氣強盛，則生殖機能旺盛。老年人腎氣日衰，腎精不充，常可出現耳目失聰、健忘、精神萎靡、腰痠、腿軟、陽萎、遺精、兩便失禁等症狀。

肝臟

肝藏血，指肝是儲藏血液的臟器，具有調節周身血量的作用，所謂「人動則血運於諸經，人靜則血歸於肝臟。」肝血充足，則其人動靜有序，活動自如。然而，老年人肝臟機能趨於衰弱，加之年老生化之源不足，故往往是藏血少而調節力差。中醫認為目受血而能視，筋受血而能動，如果肝血不足，使目失其榮，筋失其養。目失其榮，則視物昏花，眼目乾澀而眩暈；筋失其養，則手腳僵曲而動作遲緩。肝乃罷極之本，可耐受疲勞，肝血不足，則不勝勞累，稍覺勞累，其症狀即加重。故老年人肝血不足者，常可出現眩暈，眼目乾澀，視物昏花，筋脈

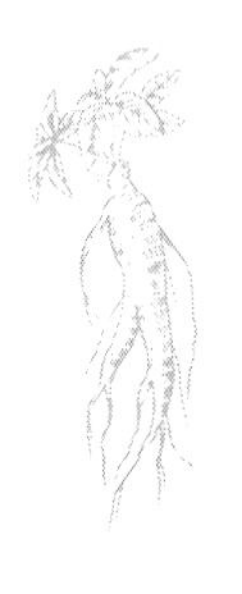

僵曲而動作遲緩等症。

心臟

心主血，主神志。老年人心氣衰弱，心臟鼓動無力，臨床上常見老年患者有心悸、胸悶、胸痛等症狀，均因心氣虛弱，心脈瘀阻所致。胸痛，甚則臉色、唇色青紫，出冷汗，四肢厥冷，脈微欲絕，此為心陽暴脫之證，亦屬老年病中多見症狀。

脾臟

脾主運化，為氣血生化之源。老年人脾虛不運，消化吸收機能失常則消化不良、食欲不振，大便溏瀉；升降失職，阻遏氣機，則脘腹脹滿疼痛；脾主四肢肌肉，中氣不足，則四肢倦怠、乏力，消瘦；脾主統血，脾虛血失統攝則見出血等證。此外，還有脾虛不運，水溼內停的浮腫；中氣下陷的脫肛等，也都是老年脾虛而出現的常見證候。

肺臟

肺主一身之氣，透過呼吸，吐故納新，與自然界大氣進行氣體交換，以形成胸中之宗氣。肺氣通調，則水道暢通。老年人肺氣虛損，氣機壅塞，則呼吸氣促，胸悶胸憋；肺氣上逆，則生咳嗽。老人虛咳，以乾咳無力為其特點；呼吸吐納不足，則喘息；氣虛肌表不固，則汗出；肌膚防禦機能減退，則易感冒。故老年人肺氣虛損，常見呼吸氣促、咳嗽、喘息、胸憋氣短、出汗、易感冒等。

體型虧損

老年人的體型虧損是最容易看出來的，一望便知。《靈樞．天年》說：「四十歲，五臟六腑，十二經脈，皆大盛以平定，腠理始疏，榮華頹落，髮頗斑白。」《上古天真論》也說：「五八，面始焦，髮始墮。」而《素問．陰陽應象大論》則說：「年五十，體重，耳目不聰明矣；年六十，陰痿，氣大衰，九竅不利，下虛上實，涕泣俱出矣。」

老年人因皮膚缺水，沒有彈性而皺紋增多增深，面容憔悴，更因皮脂腺功能減退而皮膚乾枯，出現搔癢症狀；老年人因骨質疏鬆，皮層萎縮，脊椎受壓變矮、變駝呈老態龍鍾之象；老年人還會出現老眼昏花，涕淚常流的衰老現象。

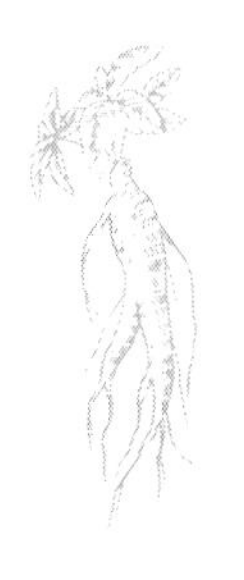

小提示

人體各器官的逐步老化，是生命過程中不可抗拒的自然規律。隨著年齡的增長，身體各組織器官的功能逐漸衰退，身體的抗病能力及組織修復能力也逐漸下降，因此，多數老年人常常是患有一種或一種以上的慢性疾病。面對衰老和疾病，老年人必須有充分的思想準備，衰老雖是不可抗拒的自然規律，但這並非是說明生理的衰老與精神的老化是「同步」進行的。人的情志、精神是構成健康狀況的一個重要的方面。一般而言，身體強壯稱為「健」，心情愉快稱為「康」，合稱「健康」。顯然，人的精神狀態直接影響著人的衰老進程。因此，做好心理保健對維護老年患者的身心健康、推遲衰老、延年益壽有著極其重要的意義。

慢支皆因一個「老」字

根據學者調查：慢性支氣管炎的患病率平均為百分之四；而五十歲以上的人，患病率高達百分之十五以上；六十歲以上者，比三十到四十歲的患病率高出六倍左右，這說明了老年人更容易患慢性支氣管炎。老年人為什麼更容易患慢性支氣管炎呢？中醫認為老年人慢性支氣管炎長期不癒與肺脾兩虛、肺腎不足有關。有以下幾種原因：

1. 隨著年齡的增長，老年人的防禦反射能力降低，生理調節機能逐漸減弱，所以容易引發上呼吸道損害。
2. 隨著年齡的增長，老年人呼吸肌、橫膈膜、韌帶萎縮和肋內硬化，導致胸廓變硬，胸部變桶狀，肺組織彈性減弱，易形成「老年性肺氣腫」。加上老年人肺活量、肺血液減少，呼吸功能儲備逐漸變小，而肺內殘氣量逐漸增多，由於肺泡和微血管減少而引起氣體交換減少，還有支氣管黏膜下層細胞減少，結締組織和脂肪增多，黏膜及黏液腺萎縮等變化，降低了老年人對外源性和內源性毒物的抵抗能力。

3. 老年人心血管系統的變化，影響著支氣管及肺的血液供應，致使肺功能減退，也是構成老年人容易患慢性支氣管炎的因素。老年人的呼吸道黏膜纖毛上皮萎縮、脫落，使黏液與纖毛系統的清除功能受到障礙，加上免疫功能的下降，也是上呼吸道容易遭受損傷的因素。

老年慢性支氣管炎是一種消耗性疾病，透過飲食調理適當補充營養，則具有較好的輔助治療作用。

此症的飲食原則應適時補充必要的蛋白質，如雞蛋、雞肉、瘦肉、牛奶、動物肝、魚類、豆製品等。寒冷季節應補充一些熱量高的肉類等暖性食品以增強禦寒能力，極度虛寒者可適量進食羊肉、狗肉、牛奶等。除葷食外，應經常進食新鮮蔬菜瓜果，以確保對維生素 C 的需要。含維生素 A 的食物亦是不可少的，有保護呼吸道黏膜的作用。

老年人慢性支氣管炎秋冬寒冷季節越發嚴重，而夏季卻是病人的相對緩解期，若趁此時調治可起到事半功倍的作用，這也是中醫「治本病求本」和「冬病夏治」的思想體現，慢性支氣

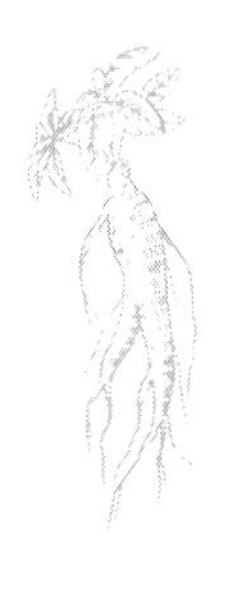

管炎老年病人在夏季病情緩解期，不僅要注意飲食營養，還應選服些健脾養肺、補益肺腎類的藥膳。

推薦藥膳

蟲草燉老鴨：取冬蟲夏草十五克、老雄鴨一隻。將蟲草放於老鴨腹內，加水燉熟，食用一個月左右即可見效。冬蟲夏草是一味名貴的滋補藥品，既補精髓又益肺陰，與滋陰補虛的老鴨同用，可起到補虛損、益肺腎、止喘咳作用。

四仁雞子羹：銀杏果、甜杏仁各三克，核桃仁、花生仁各六克，通通研成粉末。每日清晨取二十克，再加雞蛋一個，加一點水煮一小碗羹服用，連服半年。一般從初秋開始，每日清晨空腹服用，一直服到次年春暖花開時。此方有扶正固本，補腎潤肺、納氣平喘之功效，對咳喘日久的老慢支患者較為適用。

山芋肉粥：淮山藥五十克，山芋肉四十克，米一百克。將淮山藥、山芋肉煎取濃汁與粳米同煮粥，日服一到兩次，有補腎益精之功效，適用於腎虛型慢性支氣管炎病人食用。

小提示

冬季的氣候乾燥而寒冷，容易發生呼吸道感染，導致「慢性支氣管炎」復發，因此，安全過冬做好保健尤為重要。老人要注重預防感冒，加強耐寒鍛鍊，堅持用冷水洗臉，經常保持穩定的情緒。

老年人用上了紙尿褲

說起尿床，人們通常會說那是初生嬰幼兒的專利，成人如果尿床，常常會覺得尷尬。然而，很多老年人也會被這種尷尬的問題糾纏著。

李女士今年六十五歲，她默默忍受尿失禁的痛苦有十年了。每天都謹慎小心，既不敢放聲大笑，也不能外出運動，打噴嚏、咳嗽也盡量忍著，生怕一不小心就會溼了褲子。和李女士一樣頭痛的還有任先生：我老伴前年中風後，小便失禁，給她試過很多紙尿褲，總是會漏出來，每晚都要換好幾次，家人和她整晚都睡不好。

對於李女士和任先生所說的這個毛病，其實在醫學上稱之為尿失禁。尿失禁即膀胱內的尿不能控制而自行流出。尿失禁可發生於各年齡組的病人，但以老年病人更為常見。由於老年人尿失禁較為多見，致使人們誤以為尿失禁是衰老過程中不可避免的自然後果。事實上，老年人尿失禁的原因很多，其中有許多原因可控制或避免。

人之所以能正常、主動、適時的控制排尿，其生理機能最關鍵的一環是膀胱逼尿肌和尿道括約肌的相互抵抗、協調，透過正常的中樞神經系統來完成這一對矛盾的統一。如果任何原因破壞了它們之間的關係，使膀胱逼尿肌的壓力經常高於尿道，就都會引起尿失禁。

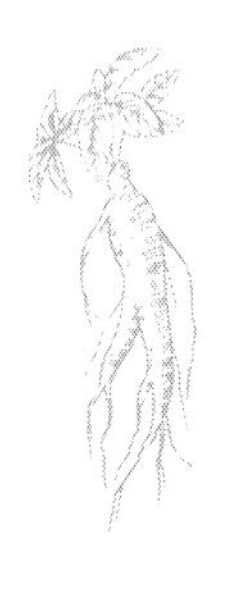

講座三：病同人不同—不同年齡族群的同病不同醫

老年人容易發生尿失禁，最常見的為應力性尿失禁。其主要原因是老年人的神經、內分泌功能下降，導致支持盆腔的結締組織鬆馳，尿道黏膜下血管網萎縮，膀胱「出口」處肌肉的收縮力下降，使「出口」閉合不嚴，當腹內壓突然增加時，如大笑、彎腰、咳嗽、噴嚏，甚至精神緊張時都可使尿液不自主的流出。此種類型尿失禁多見於絕經後婦女，隨著年齡的增長患病率有增加的趨勢。有人報導，百分之十二到百分之四十中年婦女患有此症，六十五歲以上的高達百分之四十九。有些腦血管疾病、腰椎骨折的病人，膀胱排尿的中樞及周圍神經系統功能失靈，出現不自主排尿，稱為神經性尿失禁。因為糖尿病、膀胱本身疾患等導致的膀胱收縮無力，膀胱積滿尿液，張力過高時尿液會自行溢出，醫學上稱為滿溢性尿失禁。另外，膀胱炎、腫瘤、前列腺肥大、老年性陰道炎等，均可引起老年人尿失禁。

老年人的尿失禁與初生兒童的尿床有許多不同之處，大家不要認為這是不可以治療的一種正常生理現象，而是應積極找出原因，為老年人解決這個問題。

尿失禁給老年人的日常生活帶來諸多不便，導致其不願參加社交活動，造成性格孤僻，促進衰老，容易患上憂鬱症、痴呆症。因此患者的家人不要責備他們，要關心體貼他們，在飲食起居方面給予特別照顧，讓老年人保持心情舒暢，生活快樂。幫助老年人樹立戰勝疾病的堅強信心。同時，鼓勵老年人多活動，積極鍛鍊身體以增強體質，減緩衰老，從而減少發生尿失禁。

小提示

臨床實踐表明，老年尿失禁可透過自我控制訓練方法使症狀消除或得到改善。下面介紹兩種具體的訓練方法：

一、間斷排尿訓練。即在每次排尿過程中讓病人控制暫停排尿三到五秒鐘後再繼續將尿液排出；

二、提肛訓練。病人採站、坐或側臥位，與呼吸運動相配合。深吸氣時，慢慢收縮尿道口和肛門，此時病人感到尿道口和肛門緊閉，並有使肛門向上提的感覺，接著屏氣五秒鐘，然後呼氣時再慢慢放鬆尿道口和肛門。這樣每次連續收縮、放鬆訓練十下，每天訓練三次。上述兩種訓練方法都是針對盆底肌和尿道括約肌的收縮訓練，可以增強膀胱和尿道括約肌的收縮力，才不至於腹部壓力一升高就出現尿失禁。病人在進行上述訓練時一定要持之以恆，一般要訓練三到六個月才能見效。

男人當養腎精

中醫認為：男子以精為主，女子以血為主。這個理論是從男女生殖機能的特徵推論而來的。這是因為射精是男子所特有的，而月經是女子所特有的。凡男子傷精，女子失血過多者，多可導致體質衰弱，百病叢生，正如沈金鼇在《婦科玉尺》中說：「男子之為道也以精，女子之為道也以血，精為陽。此其所

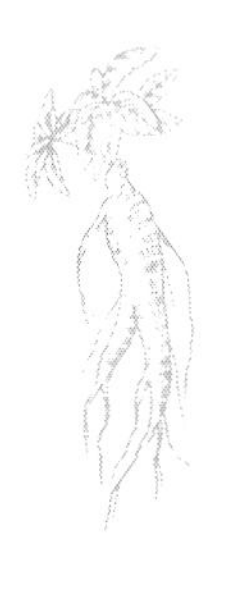

以成男子也。血為陰。此其所以為婦女也。」、「蓋以男子之病，多由傷精，女子之病，多由傷血。」

男子失精，疾病叢生

男子以精為先天。不論是由於心有妄想，所願不遂，心火偏亢；還是由於房事過度，腎精虧損，相火偏盛，都能擾動精室，精關不固，滑泄不禁。諸如早洩、陽萎、夢遺及不育症的發生。張景嶽說過：「夢遺滑精，總皆失精之病，雖其證有不同，而所致之本則一。」失精，隨人之先天稟賦特徵與後天環境條件之不同，可表現為內寒、內熱、內風、內燥、內溼及氣血紊亂。

男子四十，陰氣自半

男性比較容易出現腎虧，尤其是四十歲以後的男子。《黃帝內經》中說：「男子四十，陰氣自半。」這是說男人過了四十歲後，腎的功能就會自然減退，這也是導致腎虧的原因之一。另外，腎精虧的原因還有：腎氣虛不能固精導致遺精，因而損失了腎精；縱欲導致失精；用腦過度，腦髓由腎所生，用腦過度易傷腎；精細操作太過也易傷腎精；或因先天腎虛精不足所致。以上幾點都是導致腎虧的主要病理。

對症補腎

出現了腎虧不能亂補，要針對原因進行調養。

病原是腎氣虛的，多是因為勞累過度，尤其是體力工作太重，傷了腎，或久病失養或秉賦不足，就應補腎氣以生精養精固精。這樣的人大多臉色蒼白，精神不振，頭昏乏力，脈沉遲無力，舌淡苔白，可服右歸丸、育麟丹、贊育丹或五子衍宗丸等，也可用鹿茸泡酒緩服，或把鹿茸研末服用，每次一克，但要注意，有火的人忌服。還可用紫河車研末，每次三克。血虛的可加服烏雞白鳳丸。

腎虧合併腎陰虛的比較常見，表現為頭昏耳鳴，虛弱乏力，足心發熱，腰痠腿軟，兩手心、足心發熱及自覺心胸煩熱，舌紅咽乾，夢多遺精，脈細，可服杞菊地黃丸或六味地黃丸。

腎虧兼見腎陽虛，老人多見，也常見於體質差的人，表現為臉色淡白，脈沉遲無力，可服金匱腎氣丸，如果兼下肢水腫的可服濟生腎氣丸。仍是未見起色的話，請就醫。

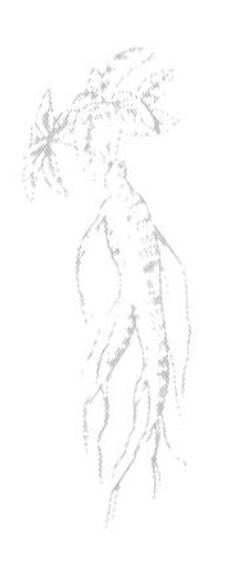

小提示

山藥 — 性平，味甘，為中醫「上品」之藥，除了具有補肺、健脾作用外，還能益腎填精。凡腎虛之人，宜常食之。

干貝 — 性平，味甘鹹，能補腎滋陰，故腎陰虛者宜常食之。

鱸魚 — 性平，味甘，既能補脾胃，又可補肝腎，益筋骨。

栗子 — 性溫，味甘，除有補脾健胃作用外，更有補腎壯腰之功，對腎虛腰痛者，最宜食用。

枸杞子 — 性平，味甘，具有補腎養肝、益精明目、壯筋骨、除腰痛、久服能益壽延年等功用。尤其是中年女性腎虛之人，食之最宜。

何首烏 — 有補肝腎、益精血的作用，歷代醫家均用之於腎虛之人。凡是腎虛之人頭髮早白，或腰膝軟弱、筋骨痠痛，或男子遺精，女子帶下者，食之皆宜。

男人，挺不起的難堪

男性性功能障礙，包括勃起功能障礙、早洩和不射精等症，其中以勃起功能障礙影響最大，也最為常見。它會對患者的心理產生很大的壓力，從而更進一步加重病情。專家認為，勃起功能障礙的發生與年齡密切相關。各種輕、中、重度的勃起功能障礙患者約占全體成年男性的百分之左右十，而在四十歲到七十歲男性族群中，受到勃起功能障礙困擾的人數高達一半以上，全球至少有一億名男子患有不同程度的勃起功能障礙。

勃起功能障礙指陰莖持續不能達到或者維持勃起以滿足性

生活。勃起功能障礙分為心因性和器質性兩種：心因性勃起功能障礙是指身體器官沒有病變，只是由於身體形成了病理性神經反射所致；器質性勃起功能障礙是指身體器官或賀爾蒙發生了改變，造成陽痿。造成勃起功能障礙的因素是多方面的。

一、由某些疾病引起

對於中年男性的勃起功能障礙來說，大多數都是器質性的原因，也就是說由多種疾病以及身體衰老而引起的。任何影響血管或人體正常血液流通的疾病，都可導致勃起功能的減退。如糖尿病、高血壓、心血管疾病等。在糖尿病患者中，約有一半的患者併發勃起功能障礙。這是由於糖尿病可使自律神經發生病變，從而導致勃起功能障礙的發生。心臟病病人患勃起功能障礙的機率為百分之三十九。

二、不健康的精神因素

主要表現在精神上受到某些刺激，自覺身體機能衰退，缺乏自信心，夫妻性生活不和協，急躁、自卑、思想壓力沉重，偶爾一次勃起失敗，便出現焦慮情緒，越焦慮越勉強為之，陷入惡性循環，最後難以治癒。

三、不健康的生活方式

不健康的生活方式如不規律的生活狀態、不健康的營養攝入、睡眠不足及對菸、酒、咖啡、可樂、茶等刺激物的嗜好等

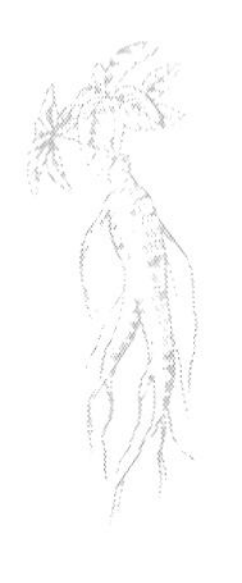

等，也是勃起功能障礙的誘因之一，都會干擾性衝動刺激反射傳遞途徑，抑制勃起。

以下是幾種治療勃起功能障礙的簡易飲食療法：

一、蘋果胡蘿蔔牛奶

蘋果二百克，胡蘿蔔一百五十克，牛奶一百毫升，雞蛋黃一個，人參酒三十毫升，蜂蜜適量。將蘋果、胡蘿蔔切碎，與液體原料一同放入果汁機打成汁，並可酌加冷開水即可飲用。有滋補強壯的功效。

二、冰糖杏仁蓮子

蓮子一百克，杏仁二十克，冰糖五十克。將杏仁去皮，冰糖打碎。然後把蓮子、杏仁、冰糖裝入小燉鍋中，加適量的水，用中火燒沸，小火燉熬一小時即成。每日兩次。有補腎強身，養血生精的功效。

三、蓮子核桃羊腎粥

蓮子、核桃仁各五十克，枸杞子十五克（亦可用枸杞葉一百五十克），羊腎一個，白米六十克，調味料適量。將羊腎剖開，去筋膜，洗淨，切碎；核桃仁切碎；生薑洗淨，切片；蔥白切段。先煮滾枸杞葉、生薑、花椒、蔥白，去渣取汁，汁內加入蓮子、核桃仁、羊腎、洗淨的大米煮粥，粥成後加入食鹽等調味料調勻。有溫補腎陽，益氣血，祛寒的功效。

小提示

男性的性交肌肉是指陰莖根部的骨盆肌，其中起主要的作用的是恥骨尾骨肌。透過恥骨尾骨肌的增強，可以增加整個骨盆和陰莖的血液供應量。從而促進陰莖勃起，增加性高潮時快感，因為男性性高潮時的一個特徵就是這些性交肌肉有規律的收縮，所以還能幫助控制射精。

鍛鍊男性性交肌肉的方法又叫凱格爾練習法。男性可以用排尿中斷的辦法找到自已的恥骨尾骨肌，然後就可以有意識的加以鍛鍊，方法是假想自己正在阻止小便。一般每天訓練三次，每次二十五下，逐日增加收縮的次數，直到每天一次能做五十下。在此基礎上，還可以作一點變化，如在放鬆以前，收縮骨盆肌肉並保持三秒鐘，然後放鬆。堅持這樣鍛鍊一個月，一般就可以感受到它對性生活的幫助。

女子應補氣血

女子一生以陰血為本。陰血充盈暢順是經孕產乳的基本條件，如果由於各種原因導致臟腑、經脈失調，陰血或虛或瘀，均會嚴重影響婦女的生殖功能和身體健康。與男性相比，女子的陽氣偏虛，七情不展，易被情志所傷。陽虛則氣血運行缺乏動力，憂鬱，則傷及肝脾，肝鬱則氣滯血瘀，脾虛則氣血不足，因此女人容易血瘀、血虛。調理肝脾腎與衝任督帶失調，促進陰血的充盈暢順是女人防病抗病的重點。

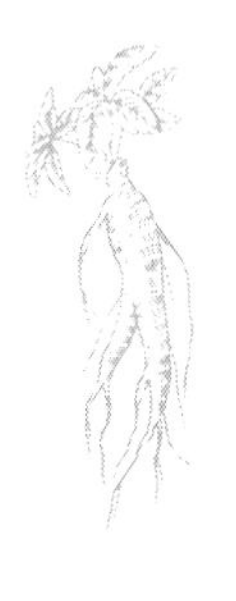

講座三：病同人不同—不同年齡族群的同病不同醫

女人多血虛

血對人體最重要的作用就是滋養，它攜帶的營養成分和氧氣是人體各組織器官進行生命活動的物質基礎。血對女人來說更加的重要，血充足，則臉色紅潤，肌膚飽滿豐盈，毛髮潤滑有光澤，精神飽滿感覺靈敏活動也靈活。因為血是將氣的的效能傳遞到全身各器官的最好載體，所以中醫上又稱「血為氣之母」。又稱「血能載氣」。

女性多血虛，主要是經帶胎產的緣故。一般而言，經帶胎產是自然生理現象，人們可以自調，不致於出現血虛，但如果氣虛就容易導致經量過多，或產後出血過多而引起貧血，有的是因為脾虛運化不良、吸收不好或食慾差而導致血虛。

血的生成和脾胃的運化功能以及體內氣的充足程度有關。

脾胃是我們身體消化吸收飲食的重要器官，也是血液生成的物質來源，因此，在中醫上有「脾生血」的說法，也就是說補脾是養血的關鍵。

氣又推動血液運行的作用。因此氣充足血液生成才會旺盛。中醫上稱「氣能生血」，也就是說如果血虛則先應補氣。

如果「血」虧損或者運行失常就會導致各種不適：比如失眠、健忘、煩躁、驚悸、臉色無華、月經紊亂等等。長此以往必將導致更嚴重的疾病。

氣、血、是構成了人體生命、生理活動的基本物質，尤其是對氣、血的調養對女生來說特別重要，由於女性的生理特點，月經時血液會有一定量的消耗和流失，加之經期情緒、心理的變化，身體中的雌激素分泌降低，月經失調紊亂也就時常發生。隨之而來的肌膚變化，可想而知。膚色暗淡，眼圈發黑，還有滿臉的痘痘，花容失色，令人苦惱。經期調節內分泌，提高荷爾蒙水準，補氣養血並從根本上調經理血，當然也是擁有嬌美容顏的養顏之本。

出現血虛怎麼辦？

一般而言，月經期間和經後吃幾次紅糖紅棗煮雞蛋即可，如果不行可以吃炒豬肝；再不行，可用當歸十克、黨參十五克燉雞或燉肉吃。頭昏乏力且經血量較多的，可以輔以補氣補血，口含西洋參三克或人參三克，也可以用人參三克、枸杞五克泡水飲，或服用八珍丸、人參養榮丸，再不行的請就醫。如果出現頭昏乏力，視物昏花，脅肋不舒是血不養肝所致，可服杞菊地黃丸。如臉色萎黃、食少怔仲是心脾兩虛，可服歸脾丸。產後一定要注意調養，「坐月子」是十分必要的，傳統的經驗還是不能丟掉。

小提示

作為女性，要經常參加一些力所能及的體育鍛鍊和戶外活動，每天至少半小時。如健美操、跑步、散步、打球、游泳、跳舞等，這些體育運動不僅可以增強體力，還有利於增強人體的造血功能。

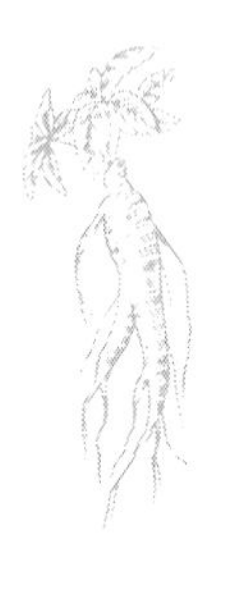

月經不調不容忽視

一般將月經出血的第一天計作月經週期的開始，經過三到七天（平均四天左右）的經期；到第五至第十四天，子宮內膜出現生長增厚的增生期；其後卵巢內一個卵泡發育成熟，並出現排卵，直至下一次月經出血，這一段時期稱為分泌期。相鄰的兩次月經到出血第一天的間隔時間就是一個月經週期。

正常穩定的月經週期是二十八到三十天。但由於種族、遺傳及內外環境的影響，也存在人與人之間的個體差異，一般可在二十一到三十五天的範圍內。另外，同一個人也會因為內外環境的改變而提前或推後一個星期，這些都是正常的。

我們生活環境的氣候、地域、環境的改變、生活習慣的變化以及精神情緒的波動因素等，都可以擾亂正常的月經規律。如果中年女性只是偶爾失常一兩次，並且能夠迅速的恢復正常，一般也不作疾病看待。但如果中年女性較長時間出現月經不規律的狀況，則表示身體出現異常，需要及時去醫院檢查，取得醫生的幫助和指導。

月經不調是女性的一種常見疾病，是指月經週期、經量、經色、經質等方面出現異常等一系列病症，卵巢功能失調、全身性疾病或其它內分泌腺體疾病影響卵巢功能都會引起月經失調。女性月經不調一般有六種典型的症狀：月經週期提前七天以上，即少於二十一天，甚至十餘日一行者，稱為經行先期；

月經延後七天以上，即超過三十五天，甚或四十五十日一行者，稱為經行後期；月經或者提前或者延後七天以上者，稱為經行先後無定期；經期超過七天，甚至淋漓半個月方淨者，稱為經期延長；經量過多，超過八十毫升者，稱為月經過多；經量少於三十毫升或經期縮短不到兩天者，稱為月經過少。

中年女性月經不調的原因主要有兩大類，最常見的是內分泌失調所導致的，其他可能就是器官病變所造成的。

內分泌失調是最常見的月經不調的原因，尤其是更年期的女性，因為內分泌失調所造成無排卵性的出血，所以造成快停經時出現月經混亂的狀況。

器官病變作為月經不調的原因又包括多個方面，包括生殖器官局部的炎症、腫瘤及營養不良；顱內疾患；其他內分泌功能失調如甲狀腺、腎上腺皮質功能異常、糖尿病、席漢氏綜合症等；肝臟疾患；血液疾患等。器官病變造成的月經不調是其他疾病出現的徵兆，因此中年女性一旦出現月經失調狀況就必須重視，及時就醫診治。

小提示

中醫認為，功能性月經不調主要是由於鬱怒憂思、過食辛辣寒涼食物、經期受到寒溼、或忽視衛生、以及多病久病等內外因素，導致氣血不調、臟腑功能失職、衝任兩脈損傷而成。中醫認為足底按摩有助於打通血脈，因此可以用於治療月經不調。

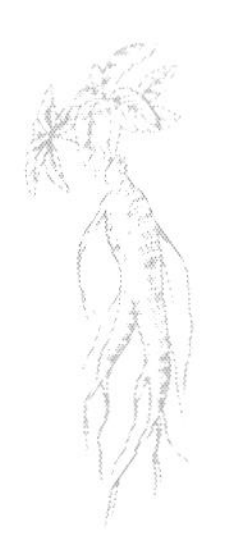

保養卵巢，預防早衰

身為女人，誰都希望自己永遠擁有光潔的肌膚和窈窕的腰身。老化可以說是女人最害怕、最關注的問題之一。長久以來，對女性容貌最大的威脅也是出自老化的擔憂。為此，女性始終在與衰老抗爭。從外在到內在，人們漸漸的發現：卵巢與女人的一生關係極為密切，它主導著女人的身體，它讓女人容光煥發，也讓女人未老先衰。

卵巢是位於女性盆腔內的一對生殖腺，由皮質和髓質構成。卵巢是女性的重要生殖器官，能分泌雌激素，體現女性生理特徵。它的健康與否直接影響到女性的健康和美麗。隨著年齡的不斷增加，卵巢功能逐漸衰退並產生萎縮現象，這會影響到女性的膚色容顏，出現皮膚鬆弛、缺乏彈性和光澤、身體機能紊亂等症狀。到目前為止，醫學尚無辦法讓卵巢分泌更長時間的卵子，也就是延長生殖功能，而只能用人工合成激素替代卵巢分泌女性激素，維持女性的內分泌功能。因此女性擁有一個健康的卵巢就顯得彌足珍貴，中年女性朋友要想延緩衰老，就要做好卵巢的保健和養護工作，就是卵巢保養中極為重要的一項。

卵巢早衰，是指已建立規律月經的女性，四十歲以前，由於卵巢功能衰退而出現持續性閉經和性器官萎縮，常有促性腺激素水準的上升和雌激素的下降，臨床表現伴有不同程度的潮熱多汗、陰道乾澀、性慾下降等絕經前後症狀，使患者未老先衰，給其身心健康和夫妻生活帶來極大痛苦。

從中醫的理論分析卵巢早衰，最本質的是氣血精尤以精血虛衰，導致體型與功能早衰。卵巢早衰有先兆，可治可防，預防重於治療，主要是指阻斷卵巢早衰的病勢，這就需要在平時注意月經的改變，如果發現月經週期拉長、月經過少、漸至閉經時，便要加以重視。

目前一些美容院推出了所謂的「卵巢保養」是沒有醫學根據的。經醫學證明能刺激腦腦下垂體從而使卵巢分泌激素的辦法就是使用激素，使用激素需要經過醫生的評估。如果激素的劑量過多，或者有的女性本身有婦科疾病如乳腺癌等，則不適合用激素，因為這樣可能會誘發或加重病情。中醫對卵巢早衰有很多的經驗，如使用補腎益精、健脾養血的食療方法，對預防早衰有一定的效果。在平時還應多吃蔬菜瓜果，保持大量維生素 E、維生素 B2 的吸收，像蓮子、黑木耳等都是很好的進補食物，再加上適當的運動習慣，保持平和的心態，這對預防卵巢早衰，保持年輕有很有好處。

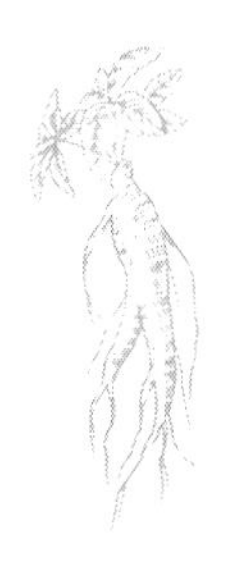

> 小提示
>
> 卵巢癌的發病率居婦科腫瘤的第三位，但病死率卻為首位。造成其病死率居高不下的原因是由於卵巢癌生長部位隱蔽，無法直接看到，對早期患者仍缺乏簡便實用的診斷方法。大多數（約百分之七十以上）初診患者已有盆腹腔轉移。所以對於卵巢癌，預防才是最關鍵的。

兒童致病有特點

兒童處於生長發育的初期。宋代兒科醫學家錢乙在《小兒藥證直訣》中指出小兒「五臟六腑，成而未全，全而未壯」的特點。意思是說小兒在生理上，既有生機蓬勃，蒸蒸日上的一面，又有臟腑嬌嫩、形氣未充的一面。其抗病力低下，易於發病，病情發展也很迅速。小兒的心理發育也未臻完善，其精神懦弱，易受驚嚇致病，情志不穩，可塑性高，易於接受各方面的影響和教育。針對少兒的生理、心理特點，不失時機的採取正確的養生保健措施，是促進少兒健康成長的重要保證。

由於小兒臟腑嬌嫩，形氣未充，對疾病抵抗力較差，加上嬰幼兒寒溫不能自調，乳食不能自節，故外易受六淫侵襲，內易為飲食所傷。因此，小兒很容易得病，年齡越小發病率越高。小兒容易感染流行性疾病，易被疫毒所傷，此外，呼吸道及胃腸道疾病更是較為常見，如治療不及時，易出現高熱、驚搐、神昏等症狀。病情演變迅速也與小兒的生理病理特點有關。

小兒的病機有易虛易實易寒易熱的特點，這是使病情由輕轉重的不利因素。但在病情發展和轉歸的過程中，由於臟氣清靈，生機活潑，並且病情較為簡單，又無成人之色慾傷害；在病情變化中，無悲觀失望諸情緒之影響，也無七情鬱結之火，臟腑輕靈，輕病可不藥而癒；即使重病，只要處理及時，護理適宜，病情也較成人痊癒快，容易恢復健康。

小提示

少年兒童要做到未病先防。未病先防是指在人體未發生疾病之前，主動增強體質，頤養正氣，提高身體抗病能力，同時採取各種有效措施，做好預防工作，避免致病因素的侵害，以防止疾病的發生。古書《丹溪心法》曾云：「是故已病而後治，所以為醫家之法；未病而先治，所以明攝生之理。」

當心小兒感冒變肺炎

因為兒童呼吸道的發育尚未完善，生理功能尚未健全，因而免疫系統比較脆弱，對各種病菌的抵禦能力相當差，很容易被病毒侵襲，遇到天氣一變化，便容易引發感冒。

感冒又稱「傷風」，是指感受風邪，出現鼻塞、流鼻涕、噴嚏、咳嗽、頭痛、畏寒發燒、全身不適等症狀的一種常見疾病。在氣候變化，寒暖失常，身體抵抗力減弱時發病。本病包

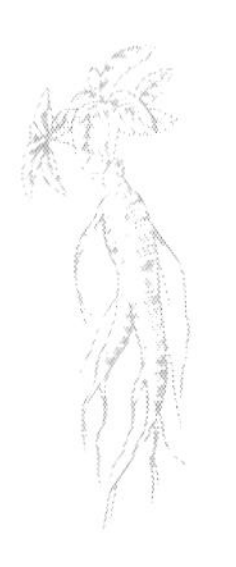

括上呼吸道感染和流行性感冒。感冒一年四季皆可發生，但以冬、春兩季最為多見。

感冒時一般起病比較急，初期有喉嚨乾癢或燒灼感；發病的同時或數小時之後會出現噴嚏、鼻塞、流鼻水等症狀，二到三天後可伴有喉嚨痛、咳嗽、聽力減退、流淚等症狀；有時還伴口唇部單純性皰疹、胸骨後隱痛、頭痛等症狀。一般無發燒等全身症狀，或僅有低燒、全身不適、輕度畏寒和頭痛、肌肉痛、腰痛、腹脹、胃口差，甚至還會出現嘔吐、腹瀉。

根據發病季節或症狀不同，中醫通常分感冒為風寒感冒和風熱感冒兩大類型。風寒感冒多表現為發燒怕冷、頭疼、全身痛、鼻塞、流清水樣鼻涕、咳嗽痰為白黏痰、舌苔薄白；風熱感冒者多表現為發燒不怕冷、頭痛、咽喉疼、咳嗽痰為黃稠膿性痰、舌苔微黃。

兒童感冒後，一定要及早治療，避免受寒及過度疲勞，以免轉成肺炎。感冒期間，兒童還要注意飲食調理，宜食用清淡、易於消化，又含豐富營養素的食物，如稀飯、麵條，新鮮蔬菜、水果及富含維生素C的食物，以補充由於發燒所造成的營養素損失，而增強抗病能力。在五穀雜糧中，如扁豆、赤小豆、黃豆芽、豇豆、南瓜等對於風寒感冒者有效；如綠豆、豆腐、麵筋、地瓜、綠豆芽等對於風熱型感冒者有效。少食葷腥之物，忌食油膩厚味、煎炒燻炙之類的食品。感冒以辛散解表為原則，應避免食用與之性味作用相反的食物，以免邪不外達，纏綿難癒，甚至變生他病，如烏梅、杏、檸檬等酸澀食品。

預防感冒的主要方法是多多運動，增強體質，尤其要加強耐寒鍛鍊，盡量不戴口罩防寒，多呼吸新鮮空氣。感冒是呼吸道傳染，平時應經常開窗通風換氣，必要時可進行室內空氣消毒。如食醋薰蒸法：將門窗關閉，每立方公尺空間用食醋五到十毫升，加兩倍的水稀釋後在鍋內以小火加熱沸騰薰蒸，待醋味蒸發三十分鐘後再開窗。在流感等呼吸道傳染病流行季節，每天或隔天一次，連用四到六次，有利於對空氣的消毒。

其次，保持一定的環境溼度也很重要，人體最舒適的環境溼度是百分之五十到百分之六十，最有利的防病、治病的環境溼度是百分之五十五到百分之六十五。所以，室內要保持溼潤，尤其是在乾燥的冬天，除了使用加溼器外，還可以多用溼拖把拖地，並增加飲水量。

另外，在飲食上也要多多注意，在冬天要多吃蘿蔔、白菜，因為常吃肉的話，容易生痰，而「多吃蘿蔔白菜薑，不勞醫生開藥方」。

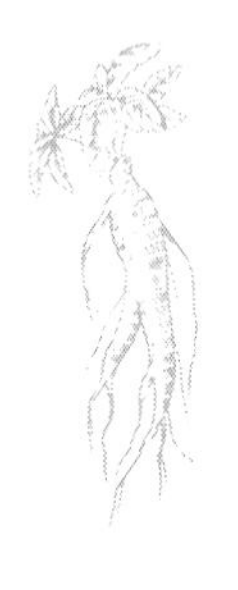

小提示

別把少兒肺炎當感冒：少年兒童感染肺炎時多會發燒，常達攝氏三十八度以上，並持續不退，如果用退燒藥只能暫時退一會兒，雖然少年兒童感冒也發燒，但以攝氏三十八度以下為多，持續時間較短，用退燒藥效果明顯。當少年兒童患肺炎時，精神狀態不佳，常煩躁不安，多睡易醒、愛哭鬧，夜裡有呼吸困難加重的趨勢，而感冒時，一般精神狀態較好，能玩，睡眠正常；少年兒童患肺炎時，飲食顯著下降，不吃東西，不喝奶，常因呼吸不順而哭鬧不安，而患感冒時，飲食正常，只是吃東西、喝奶量減少。

青睞兒童的德國麻疹

德國麻疹（又稱風疹）是由病毒引起的一種常見呼吸道傳染病。德國麻疹好發於兒童和青少年，一年四季均可發病，但以冬春季發病最高，三到五月份達到高峰，夏秋季發病率低。德國麻疹病毒在體外的生活力很弱，但傳染性與麻疹一樣強。一般透過咳嗽、談話或噴嚏等傳播。一次得病，可終身免疫，很少再次患病。

德國麻疹通常分為三個階段，即潛伏期、前驅期、出疹期。

潛伏期：德國麻疹潛伏期一般為十四到二十一天。

前驅期：前驅期較短，一般為一到二天。症狀較輕，可見低燒或中度發燒，輕微咳嗽、噴嚏、流鼻涕、喉嚨紅腫、頭疼、結膜炎、食慾不振、乏力、少數伴有嘔吐、腹瀉。少數患病兒在剛發病時可在軟腭及咽部附近黏膜見到針頭大小紅色斑丘疹，可融合成片，稱為黏膜疹。

出疹期：通常在發燒一到二天後開始出疹，皮疹始於臉部、頸部，迅速向軀幹、四肢蔓延，在二十四小時蔓延到全身。常是臉部皮疹消退而下肢皮疹方現。但手掌及腳掌大都無疹。皮疹呈淺紅色細小斑丘疹，可融合成片，並伴有搔癢。皮疹一般出至第三天退疹，疹退後留下較淺色素沉著。發疹期全身症狀可繼續存在，但不加重，疹退後全身症狀也隨之消失。出疹時可伴低熱，持續一到三天，輕度脾腫大也是常見症狀。

德國麻疹很少有併發症，少數病人可有支氣管炎、肺炎、中耳炎、腦膜炎、亞急性硬化性全腦炎、關節炎和出血傾向，預後均良好。

少年兒童得到德國麻疹後，不必用抗生素，可服用板藍根、雙黃連等中成藥。一般不必住院，可在家治療。患德國麻疹少兒應臥床休息，保持室內空氣新鮮，避免直接吹風，防止受涼後又感染新邪，加重病情。給予維生素及富有營養易消化食物，比如菜末、肉末、米粥等，多喝水。不吃煎炸與油膩之物。皮膚搔癢時可用氧化鋅溶液塗擦，同時應注意皮膚清潔衛生，防止細菌的繼發感染。

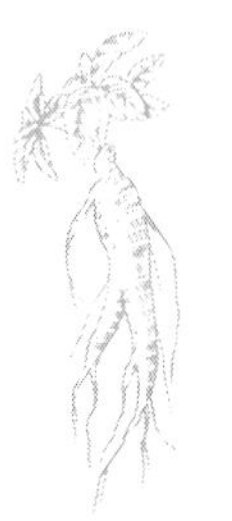

小提示

避免德國麻疹關鍵在於預防。德國麻疹流行期間，容易感染的少年兒童不宜到族群密集的場所，如商場、影院等地，避免與德國麻疹患兒接觸。注射疫苗，德國麻疹已有疫苗，接種疫苗可增強免疫力。另外，需要提醒的是，德國麻疹易與麻疹、玫瑰疹、蕁麻疹、猩紅熱等疾病相混淆，由於治療方法各異，及時明確診斷尤為重要。

講座四：

病同因不同——

不同發病原因的同病不同醫

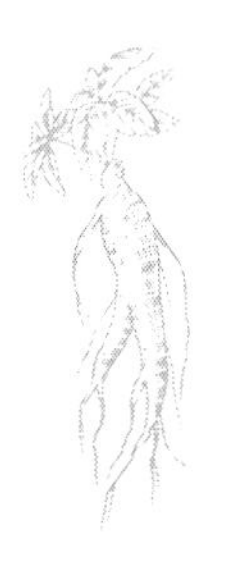

傳統養生強調：審因論治

凡事皆有因。我們人體生病也都是有原因的。因此傳統醫學一貫有「審因論治」、「固本求元」等主張，事實上都在強調想要治好病，就要找到病因。

何謂病因？病因就是導致一種疾病發生的原因。它主要包括致病因素和條件兩方面的作用。而致病因素是指能夠引起某一疾病的某種特定因素。條件是指在疾病的致病因素作用於身體的前提下，它決定著疾病產生發展的因素。而誘因或誘發因素是指能夠加強某一種疾病或病理過程的原因和作用，也是致使促進疾病或病理過程發生的因素。

通常，致病因素的種類有很多種，主要包括生物性因素、化學性因素、物理性因素、營養性因素、遺傳性因素、先天性因素、免疫性因素、精神性因素等等。

一般來講，疾病的發生關係到兩個方面：一是身體機能活動以及抗病能力，也就是「正氣的強弱」；二是各種致病因素，也即邪氣的侵襲。中醫歷來重視人體正氣在發病中的作用。在一般情況下，人體的正氣如果旺盛，邪氣就不易侵入。相反，正氣虛弱，邪氣則易於侵入，就容易感染邪氣，引發疾病。但是，正邪兩者之間的強弱只是相對而言。

中醫學認為，病因，具體是指破壞人體機能相對平衡狀態而引起疾病的原因。病因主要包括六淫（風、寒、暑、溼、燥、火）、七情（喜、怒、憂、思、悲、恐、驚）、疫癘（有強烈傳染性的致病邪氣）、飲食勞倦、外傷及蟲獸所傷、痰飲、瘀血等因素。

《黃帝內經》將病因分為陰陽兩類。《素問・調經論》中這樣論述陰陽病因：「夫邪之生也，或生於陰，或生於陽。其生於陽者，得之風雨寒暑。其生於陰者，得之飲食居處，陰陽喜怒。」《金匱要略》對病因有這樣的論述：「千般災難，不越三條：一者，經絡受邪，入臟腑，為內所因也；二者，四肢九竅，血脈相傳，壅塞不通，為外皮膚所中也；三者，房室、金刃、蟲獸所傷。」

宋代陳言在他的《三因極一病證方論》也有關病因的論述，他把發病因素和途徑結合起來，提出了「三因」學說。近代根據「三因」學說，一般以外感六淫為外因；內傷七情為內因；其他如飲食勞倦、外傷等可劃分為內外因。

綜上所述，中醫對病因的認識，除了要了解可能作為致病因素的客觀條件之外，主要是以病證的臨床表現為依據，透過綜合分析疾病的症狀、體徵來推求病因及其所屬分型，從而提供治療用藥的根據。這種方法，被中醫學稱為「辨證求因、審因論治」。因此，正確的認識病因，在疾病的預防和治療上都有重要的意義。

中醫學講究「辨證施治」也叫「辨證論治」疾病論治理論，事實上，就是在告誡我們，首先要運用各種診斷方法，辨別

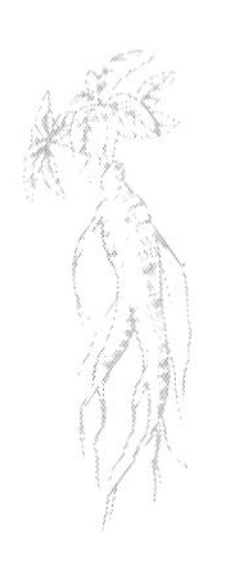

各種不同的症候，對病人的生理特點以及時令節氣、地區環境、生活習俗等因素進行綜合分析，研究其致病的原因，然後再確定恰當的治療方法，事實上這就是找準病因，再進行區別論治，否則不但不能治癒，反而可能增加新的病症，甚至耽誤病情。

外因刺激癲癇更易發作

癲癇是由大腦皮質中過度且異常的神經元活動所產生的反覆突然發作性短暫腦功能異常的慢性疾病，見於各個年齡層，病因不一。癲癇在中醫學中又稱癲、癲疾、癇等名稱。現存最早的中醫藥學文獻《五十二病方》中，就有關於癲癇的記載。《黃帝內經》對癲癇的病因、病理和臨床表現做了較為詳盡的闡述。如：「此得之在母腹中時，其母有所大驚，氣上而不下，精氣並居，故令子發癲疾。」

癲癇具有一定的遺傳性，原發性癲癇病人親屬中的癲癇患病率為普通族群中癲癇發病率的四到七點二倍，繼發性癲癇是二到三點六倍。癲癇的發作，大多為腦刺激症狀，運動、感覺、自律神經、認知、情感或行為等方面的異常反映。以抽搐等運動症狀為突出表現的發作稱驚厥。具體症狀則根據所涉及的神經元的部位、範圍及其功能而異。因此癲癇發作的形式是多種多樣的。

一般來講，現代醫學認為本病的發生，除與母體懷孕期間胎兒遭受驚嚇等因素外，主要是由於情志失調、大驚大恐、飲食失節、勞累過度、溫熱病後熱毒損傷腦竅以及外傷等因素致心、肝、脾、腎等臟腑功能失調，風、火、痰、鬱內生所致。

傳統醫學論證癲癇病因

傳統醫學認為，腦為至清至粹至純之腑，為真氣所聚，連結經絡，協調內外，以主元神。腦清則神識清明，主持有度；腦為髓海，水穀精微及腎精所藏。清靈之臟腑喜靜謐而惡動擾，易虛易實，是故神傷竅閉為其病理基礎。清竅被擾，元神失控，神機散亂，則昏仆抽搐；髓海不充，元神失養，腦神乏機，導致恍惚不安、目光呆滯等。

心藏神，腎藏精主髓，脾運中焦，肝主疏泄而調暢氣機，可見腦與心、肝、腎、脾諸臟功能相關。這就是說，癲癇的病機以頭顱神機受損為本，通常傳統醫學認為癲癇的病因主要有：

一、先天因素

命門伏邪，或由於父母之稟賦或孕產調養不當，胎氣受損，或者臟氣不平，或者氣機逆亂，臟腑功能失調。脾腎虛而生痰，肝氣旺而生風。癲癇的發生與先天因素關係密切，所謂「病從胎氣而得之」。加上小兒的臟腑嬌嫩，元氣未充，神氣怯弱，更容易因驚恐而發生癲癇。

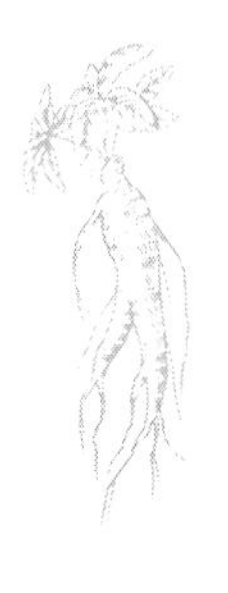

二、七情失調

主要責之於驚恐。傳統醫學認為，癲癇多「在母腹中時，其母有所大驚」所致。如果母體突然受到驚恐，一則導致氣機逆亂，二則導致精傷而腎虧，正所謂「恐則精卻」。因此，母體精氣之耗傷，必使胎兒發育異常，出生後，就很容易發生癲癇。

三、腦部外傷

由於跌倒撞擊，或出生時難產，均能導致顱腦受傷，使神志逆亂，氣血瘀阻，則脈絡不和，肢體抽搐，隨發癲癇。

四、痰濁內生

如果飲食不加節制，過食醇酒肥甘，損傷脾胃，脾失健運，聚溼生痰；脾胃受損，則易致精微不布，痰濁內聚，經久失調；或氣鬱化火，火邪煉津成痰，積痰內伏，一遇誘因，痰濁或隨氣逆，或因火炎，或隨風動，蒙蔽心神清竅，發為癇證，故有「無痰不作癇」之說。

此外，或因六淫之邪所干，或遇勞累過度，生活起居失於調攝，隨之氣機逆亂而觸動積痰，痰濁上擾，閉塞心竅，壅塞經絡，發為癲癇。同時，人體攝入不潔飲食，蟲阻腦竅，因蟲而致風動，也是引發癲癇的原因。

電子遊戲和烤肉串誘發癲癇

近幾年，小兒罹患癲癇病的發生率逐漸升高。有關研究的專家認為：不良的生活習慣如沉迷於電子遊戲和吃不潔食品「烤肉串」，以及對腦部傷病的忽視是誘發少兒癲癇的重要因素。

癲癇病的病因主要是腦部功能性缺氧。隨著電腦以及網路的普及，近些年少兒童長時間沉迷於電子遊戲，從而誘發腦部組織的異常的神經元活動，引起突然的神志不清及輕度的腦外傷，並且這種腦外傷如果得不到及時的治療，就很可能成為誘發癲癇的重要致病原因。

同時，吃不乾淨的「烤肉串」也是癲癇的誘發因素之一。因為一些生肉中的囊蟲即使經過高溫燻烤也無法將其徹底殺死，而孩子如果吃了不衛生的肉品後，囊蟲便可能透過血液鑽入大腦中，從而引起癲癇。

了解了以上的發病因素，才能對孩子進行相應的教導和規勸，這才是減少這類癲癇病發作的關鍵所在。

外界強刺激，可使癲癇發作

癲癇的發作，除了以上的病因之外，一些強烈的刺激都可直接成為發作誘因，這些刺激因素包括：

1. 氣候驟變。中醫把氣候的驟然變化引起患者身體的不適應，稱做「外邪」。因此，當驟然的寒冷或暑熱侵入患者體內時，容易出現一系列症狀，誘發癲癇。
2. 突發精神刺激。通常某些突發事件，很容易引起患者情緒劇烈波動，從而受到精神刺激，患者開始出現大腦神經過度興奮，引起癲癇發作。

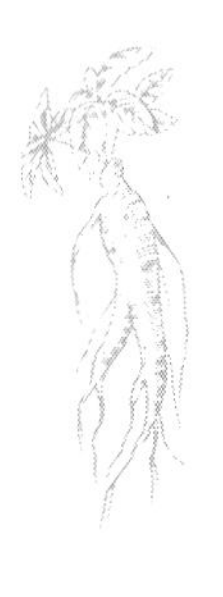

3. 強音刺激。如果患者受到強音刺激，出現煩躁不安、心慌、心動加速、坐臥不寧等，精神高度緊張，神經過度興奮，也能誘發癲癇發作。
4. 強光刺激。對癲癇患者來說，突然的閃光、眩目刺眼的光波都會造成大腦神經功能紊亂，導致發作。
5. 藥物刺激。患者患有其他疾病，如果用藥不慎，就會形成較強的藥物刺激，尤其是當所用藥物對神經系統有較強刺激的時候，很容易引起突然發作。

小提示

癲癇的病機特點：以頭顱神經受損為本，臟腑功能失調為標。而先天遺傳與後天所傷是為兩大致病因素。概由痰、火、疲為內風觸動，致氣血逆亂，清竅蒙蔽故發病。其臟氣不平，陰陽偏勝，元神失控是病機的關鍵所在。

失眠，不僅是睡不著覺的煩惱

失眠是最常見的一種睡眠障礙，指病人感到睡眠不足，包括睡眠時間少，或睡眠深度不夠，以致不能很好的恢復體力。臨床上主要有兩種類型，一是入睡困難，二是續睡困難，即早醒後難再入睡。一般來說，失眠只是一種症狀，可發生於多種疾病。

值得提醒的一點是，失眠的治療首要原則就是尋找病因及治療原發疾病，不提倡隨便用安眠藥。

失眠的五大傳統誘因

中醫稱失眠為「不寐」、「不得眠」、「不得臥」、「日不瞑」等，是陽不入陰、心神不安、神不守舍的病理反應。主要論述如下：

一、思慮勞倦，內傷心脾

思慮勞倦太過，傷及心脾。心傷則血液耗損，神不守舍；脾傷則無以生化精微，不能滋養於心，以致心神不安，而成失眠。可見心脾不足可導致失眠，關鍵在於血虛。臨床表現為多夢易醒、心悸健忘、神疲乏力、納食不馨、臉色少華、脈象細弱、舌淡苔薄等，證屬心脾兩虛。

對症下藥：因此，建議失眠患者都應先作自我剖析，找到自己情志方面的問題，針對性的做心理調整，這是首要的治療原則。所謂「心病還需心藥醫」，當以養心寧神為首務，然後結合以下分型進行食療，調整你的「菜籃子」。

二、陽不交陰，心腎不交

身體虛弱或病後體虛傷陰，或房事不加節制，或思慮太過，情志鬱而化火，或外感熱病心火獨亢等因素導致心腎陰陽失調。腎陰耗傷，不能上承於心，心腎不交，則心火獨亢而神志不寧；或五志過極，心火內熾，不能下交於腎，心腎失交，心火亢盛，熱擾神明，心志不寧，因而失眠。臨床表現為心煩失眠、頭暈耳鳴、口乾津少、兩手心、足心發熱及自覺心胸煩熱、夢遺滑泄、心悸健忘、腰膝痠軟、脈象細數、舌質紅。

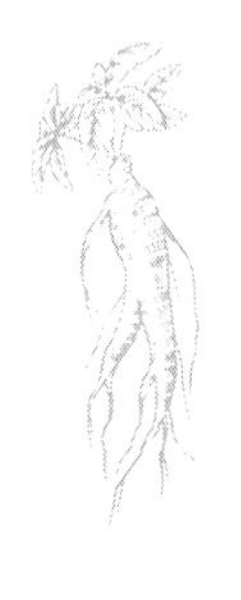

三、陰虛火旺，肝陽擾動

中醫認為，肝藏魂、藏血。人臥則血歸於肝，神魂安於宅而安臥。若失血過多，體虛神散，或久病營血虧損，導致肝陰不足，血虛則魂失所藏，心煩難寐。若為情志所傷，肝郁不舒，鬱而化火，火性上炎，或陰虛陽亢，心陰不足則心火亢盛，火熱上擾心神，以致心神不安，夜不成眠。

對症下藥:以阿膠、白芍滋腎柔肝;珍珠母鎮肝潛陽;續斷、杜仲、桑寄生、蒺藜子滋肝補腎；茯神、棗仁養心安神；黃連則是針對心陰不足或腎水不足，心火有餘而煩躁者，黃連用量宜小並用水炒、鹽水炒或蜂蜜水炒，以防苦從燥化；黃連治煩躁，一要輕用，二要配伍，如配阿膠或棗仁。

四、胃氣不和，夜臥不安

即由於飲食不加節制、宿食停滯胃腸而引起的失眠。飲食不加節制，腸胃受傷，宿食停滯，運化失司，釀為痰熱，痰熱上擾，胃氣不和擾動心神而臥不得安。由此可見飲食過飽、運化失司、胃中宿滯不化，或痰熱內擾也能使人失眠。臨床表現為失眠、脘悶打嗝、大便不順暢、脘腹脹痛、脈滑苔膩。

五、氣滯血瘀，心煩難寐

情緒緊張，突受驚恐，或七情內傷，久病不癒，均可引起氣血不和，氣滯血瘀。人之氣血，貴乎中和，血瘀心失所養，故煩擾不安，夜不成寐。往往瘀血內阻或阻竅，致神情緊張、頭痛如刺、心慌心跳，經常夜晚長時間不能入睡，痛苦不堪，形成頑固性失眠。凡長期失眠、久治無效而頭部刺痛者，均可從氣滯血瘀論治。

因此，《內經》中曾有「胃不和則臥不安」的名言。

該型患者「損食即癒」，即「常帶三分飢」即可癒失眠。可吃些能幫助消化的食品如陳皮、山楂，或用生穀芽、生麥芽各三十克加水用中火煎煮服用，每日一劑，也可消除食積，調和胃氣。

中醫對失眠做了如上的介紹，因此在治療上、中醫開藥以調整、平順陰陽臟腑之功能和行氣化瘀為原則，在失眠症的治療上具有獨特的療效和一定的優勢，實踐證明是行之有效的。

測試一下，你是三大失眠體質嗎？

倦晄質之失眠

這種體質的患者，不易入睡，多夢，易醒，醒後難再入睡，兼見乏力、心悸、臉色萎黃、口淡無味，舌質淡，脈細弱。在女性多見月經不調，或為失血過多，或為生血不足。

這類患者應多吃補氣補血的食物：如龍眼肉、湘蓮、山藥、生薑、大棗及雞、蝦、無鱗魚等血肉有情之物。忌寒性食物，尤其是冷飲與生冷瓜果，以免再損氣血。

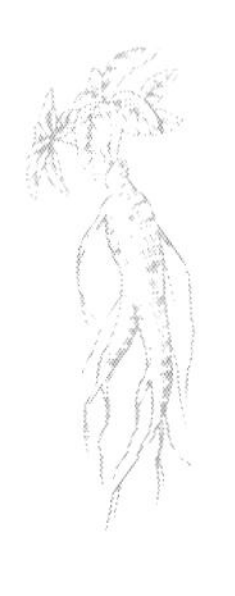

膩滯質之失眠

這種體質的患者，除了失眠之外，還通常伴有頭重、胸悶、噁心、目眩、打嗝、痰多，舌質偏紅，苔多黃膩。

這類患者以祛溼為首，內溼不盡則失眠難癒，宜多吃冬瓜、白蘿蔔、薏仁、茯苓、苦杏仁，忌食有留溼化熱作用的食物如大棗、蜂蜜、巧克力、酒、麵粉及麵包、饅頭、素雞、百葉（百頁）等。

燥紅質之失眠

這種失眠者，入睡困難，多見心煩易怒，思緒紛雜，輾轉床第，越難入睡越心煩，常兼見內熱很重，口乾舌燥，咽乾，盜汗，舌糜爛，大便祕結，尿黃，腰痠背痛或月經不調，舌紅少苔，脈弦數。

這類患者應多進具有養陰清熱作用的食物，如苦瓜、絲瓜、茼蒿、百合子、杭菊、蓮子心（即蓮子中嫩綠色的胚芽）等。凡有潤腸通便作用的寒性食物都有輔助治療作用，如香蕉、番茄、山藥等。忌食辛辣及熱性食物，如五香粉、羊肉、核桃、荔枝、龍眼肉等。

早醒也是失眠症

有這樣一類人，夜間入睡並不困難，但是卻總在淩晨早早醒來，並且醒後不容易再入睡。

如果醒後仍想睡但無法再入睡的話，白天會感到困乏，注意力下降，想睡及打瞌睡，就應該考慮是否為失眠症了。其實，早醒不能再入睡也是失眠症的一種。

如果一個人每週超過四次或連續三週存在跟平常起床習慣時間還早二小時或是更多時間就早早醒來，並且不能再次入睡和白天出現不良後果的現象，無論這個人是否有入睡困難，睡眠表淺等，這些現象都需要考慮診斷為失眠症。早醒這類失眠症的治療方案，跟其他形式的失眠症一樣，可以採用藥物和非藥物兩種治療方式。

非藥物治療失眠，首先要找到導致失眠的原因，如緊張、焦慮等心理因素，如晚飯吃得過飽，睡眠、醒覺得節律被打亂等行為因素，或者環境過於吵鬧、擁擠等，這就需要根據不同情況進行相應的調整或改進，從而增強失眠者對睡眠的信心。

失眠的靜坐放鬆療法

該種療法，以坐位入靜為主，練功時除掌握一般氣功的方法要領外，重要的是要做入靜練習。練功時首先環境要安靜，坐定後全身要盡量放鬆，眼開一線，注意鼻尖，舌尖抵上顎，唾液積多後徐徐下嚥，同時要注意守小腹，呼吸要勻細綿長，鼻吸鼻呼時要默念呼吸次數。當念到一百次以後，可再從一從頭念起。

如果喜歡用念數法，可採用隨息法，即將思想高度集中在呼吸上，吸氣時氣向下沉入小腹，呼氣時氣漸升細細呼出，思

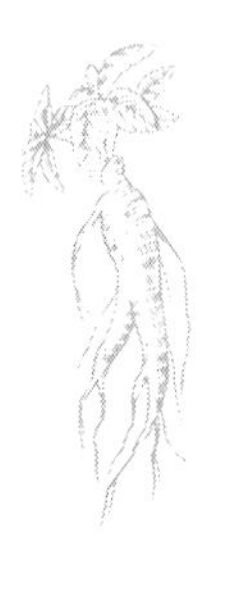

想隨著呼吸下降，但不要有雜念，一有雜念要立即把思想收回來，每次練功大約十分鐘，之後可逐漸延長練功時間，這種方法對失眠症療效甚佳。

小提示

失眠治療原則：

一、失眠是鼻炎、咽炎、氣喘、鼻竇炎、咳嗽等引起必須同時治療的原發病。對於身體疾病引起的失眠，須對其進行治療。

二、注意調整臟腑陰陽氣血。

三、強調安神定志為基本療法：有養心安神、清心安神、育陰安神、益氣安神、鎮肝安神、補腦安神等。

四、注意精神療法，保持精神舒暢。

五、注意居住環境影響。

不孕不育有原因

凡生育年齡的婦女，婚後夫婦同居兩年以上，配偶生殖功能正常，未避孕而未受孕者為不孕症。從未懷孕者為原發性不孕症，曾有生育或流產後無避孕而兩年以上不孕者為繼發性不孕症。

不孕症，中醫學稱之「全不產」、「無子」、「斷緒」等。中醫學對本症的記載甚早，早在夏商周時代《山海經》中就有「鹿蜀，佩之宜子孫」、「圓葉而白附，赤華而黑理，其實如枳，食之宜子孫」等記載。這說明當時已有治療不孕症的藥物。

不孕症的發病率為百分之五到百分之十，為婦科常見難治病之一。本症發生的原因較多，主要為生殖器病變，如排卵障礙、輸卵管閉阻、子宮內膜異位等。如果是先天性的生理缺陷如無卵巢、無子宮內膜、實質性子宮和實質性輸卵管等，則非藥物所能解決。現代西醫治療本病無特殊藥物。

不孕根本病因乃腎氣虛弱

薛己在他的《校注婦人良方．求嗣門》中比較全面的論述了不孕的各種病因：「竊謂婦人之不孕，亦有因六淫七情之邪，有傷衝任，或宿疾淹留，傳遺臟腑，或子宮虛冷，或氣旺血衰，或血中伏熱，又有脾胃虛損，不能營養衝任……各當求其源而治之。」

中醫認為不孕症是由於：先天不足，腎氣虛弱，衝任失調或寒凝，或勞傷氣血；其次是內傷七情而使肝氣鬱結，外感六淫而邪伢衝任以及瘀血停積，陰陽氣血失調，致使月經紊亂而難於受孕。

清代陳士鐸在《石室祕錄》中對不孕症做了這樣的論述：「女子不能生子有十病。……十病何為？一胞胎冷也，一脾胃寒也，一帶脈急也，一肝氣鬱也，一痰氣盛也，一相火旺也，一腎水衰也，一任督病也，一膀胱氣化不行也，一氣血虛而不能攝也。」實際上，這種類型的不孕症多以功能性，如排卵功能障礙、月經失調等為主。《石室祕錄》還認為：「任督之間，倘

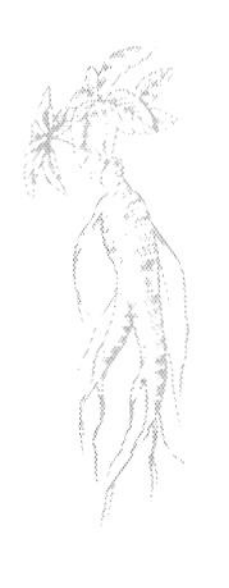

有症瘕之症，則外多障礙，胞胎縮入於症瘕之內，往往精不能施。」也就是說，這類不孕症以器質性病變為主，如子宮肌瘤、卵巢腫瘤、子宮內膜異位症等。

事實上，不孕症的誘發因素，歸根究底都可歸結為：腎氣虛弱是產生不孕症的重要機理。也因此中醫認為：腎主生殖。這就是說，由於腎虛所導致的生殖功能失調，正是不孕症的發病本質。

不孕症的一般病因

除了以上的根本原因，傳統醫學對不孕症的病因還有如下的闡釋：

肝鬱氣滯

中醫認為，如果一個人情懷不暢，善感多怒，就很容易肝氣鬱結，疏泄失常，從而使氣機不利，血運不暢，衝任不得相資，從而難以受精成孕。

這種類型的不孕，大多因為長期的精神壓力和不良刺激，導致肝氣鬱結，情緒調節失常，氣血失和，衝任胞脈失於資助，從而不能受精成孕。

主要表現為：婚久不孕、精神憂鬱或煩躁易怒，月經失調，前後不定，乳房脹痛或痛經，治療以疏肝解鬱。理血調經為主。宜選用香附、枳殼、白芍、牡丹皮、白朮，茯苓等藥治之。

痰溼內阻

身體肥胖，恣食厚味，脾虛不運，痰溼內生，氣機不暢，胞絡受阻，以致子宮不能攝精成孕。

這就是說：那些身體肥胖，或過食油膩甘甜的婦女，能夠使身體痰溼內盛，胞脈受阻，從而不能攝精成孕。

主要表現為：體型肥胖，多年不孕，月經延後甚至閉經，帶下量多、疲倦乏力、胸悶、頭暈。常用陳皮、半夏、茯苓、蒼朮、枳殼、膽南星等燥溼化痰，理氣調經。

寒凝血瘀

身體陽虛，陰寒內生，子宮失於溫煦，或經期感受寒邪，寒凝子宮，胞脈阻滯，氣機不利，血運受阻，任脈不通導致不孕。

這種類型不孕可以解釋為：婦女身體感受寒冷，或精神憂鬱，或因氣虛，致氣血運行不暢，瘀血停滯，積於子宮中，胞脈受阻不能攝精成孕。

主要表現為：婚久不孕，月經延後，量少色暗，夾有血塊，或痛經，治療常用桃仁、紅花、當歸、川芎、赤芍、熟地黃等藥活血化淤，溫經通絡。

血虛

體質素弱，陰血不足，或因失血傷陰，以致衝任空虛，血少不能攝精成孕。

綜合以上的發病原因，歷代醫家對不孕症的診治極為重

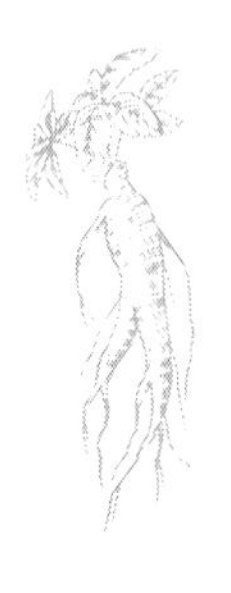

視，根據「求子之道，首先調經」的思想，治療以調經為主，有較完整的理論體系和長期的臨床實踐，累積了相當豐富的臨床經驗，至今仍具有參考價值。

特色療法治不孕

生薑紅糖水

生薑、紅糖各五百克。將薑搗為薑泥，混入紅糖，蒸一小時，晒三日。共九蒸九晒，最好在夏季的三伏天製作，每伏各蒸晒三次即成。在月經期開始時服用，每次一匙，一日三次，連服一個月，服藥期間忌房事。該藥方對婦女宮冷不孕有效。

豬脊髓甲魚湯

豬脊髓二百克，甲魚兩百五十克，調味料適量。將豬脊髓洗淨，甲魚用開水川燙，揭去鱉甲，去內臟，放入鋁鍋內，加水、薑、蔥、胡椒，用旺火燒沸後，改用小火煮至甲魚肉熟，再放入豬脊髓，煮熟加味精，吃肉喝湯。該藥方適用於婦女由於腎陰虛所致不孕症。

針灸療法治不孕症

主穴：子宮、中極。

配穴：根據臨床分型辨證取穴，共分三型。

腎虛型：加腎俞、命門、關元、氣海、然谷、三陰交、血海、照海；

肝鬱型：加三陰交、照海、血海、太衝；

痰溼型：加脾俞、胞宮、曲骨、商丘、豐隆、關元、足三里、中脘。

針灸原則：

用毫針刺法，在月經乾淨後進行治療，每天一次，進針得氣後腎虛型用補法，肝鬱型和痰溼型均用瀉法。連續針刺十五次為一療程。並配合中藥湯劑內服。

療效判別標準：

顯效：治療一療程懷孕並生育者；有效：懷孕後因故流產未能生育者；無效：症狀及體徵與治療前相同者。

共治療三百一十四例結果顯效二百零七例占百分之六十五點九二；有效八十六例占百分之二十七點三九；無效二十一例占百分之六點六九，統計出的有效率為百分之九十三點三一。

小提示

最近醫學界對素食者的研究證實，女性經常食素，會對體內激素分泌造成破壞性影響，嚴重的甚至可能導致不孕。素食女性會出現排卵停止的情況，從而與導致激素分泌失常，月經週期紊亂有關。因此，素食會導致生殖機能異常，甚至嚴重影響生殖能力。這對於年齡超過三十歲的女性，生育能力本身就已經下降，更要謹慎行事。

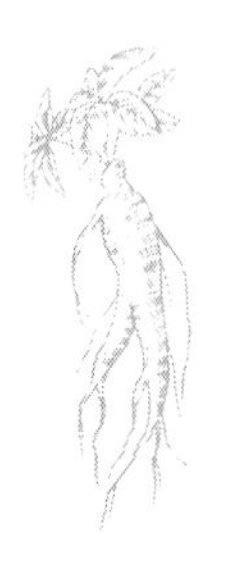

找到腎虛的源頭

通常我們把「腎」說成是泌尿系統中的一個獨立的器官，尿液的形成、調節和排泄主要在腎中進行。事實上，人的腎臟的重要性遠不止這些。

「腎」—— 人體先天之本

中醫學所稱的「腎」卻不是一個器官，而是由一系列重要生理功能組合而成的系統，涉及範圍很廣。中醫學稱：「腎為先天之本」，這就是說，腎主宰著人的生長發育，與稟賦遺傳密切相關，因此腎氣盛衰關係到一個人一輩子的健康壽命問題。

中醫學還認為「腎藏精」，這裡的「精」包括男女生殖之精、水穀之精微及全身各臟各腑之精，同時還有一些我們還不太明白的「精」，都藏於「腎」。

同時，「腎主骨，生髓，通於腦」，我們骨骼的生長發育主宰於「腎」，所以某些骨病可從「腎」治。「髓」通常包括骨髓與腦髓，也都由「腎」管，比如見骨枯髓虛而痿，或腦髓不足而腦力衰退，頭暈健忘等也可從補腎入手。

「腎者，作強之官，伎巧出焉」，「作強」是指精力充沛、工作勤奮多力的意思，「伎巧」是指人的意識思維活動十分精巧的意思，這些活動也由「腎」管。

「腎主納氣」，一部分呼吸功能也與「腎」有關，某些患者出現呼吸喘促，也可由於「腎不納氣」所致，此時患者也需要兼治腎氣。

「腎開竅於耳」，這就是說，某些類型的耳聾、耳鳴也與腎虛有關。

此外，還有「腎司二便」，是說大、小便與「腎」有關，便祕、便溏、尿多、尿少、尿黃、尿淡也皆以「腎」為主司。

綜合以上可見，中醫學中的「腎」，不是用某一個器官或組織所能代表和概括的，而是一個十分複雜的特殊的功能系統。了解了這些，對我們找準病因，全面診治疾病提供了有效的依據。

到底何謂腎虛

結合以上中醫對腎臟的論述，我們可以認為：凡上述由腎主宰的生理功能在病因的作用下出現了明顯低下時就是「腎虛」。

一、中醫學認為人是一個整體，體內某一種功能往往受幾個臟腑同時管轄。例如小便既由「腎」主管，同時也由肺、三焦、膀胱等兼管，因此，小便異常既可由「腎」引起，也可由「肺」或「三焦」、或「膀胱」等病變引起。這就是說，一有小便異常不能馬上診斷為腎虛。又如腎虛時可能出現遺精，但不一定一見遺精就說是腎虛，因為這還可由其他發病原因所引起。

對中醫學理論缺乏深刻理解的人往往容易簡單化，把不是腎虛誤稱為腎虛，所以「腎虛」者就憑空的多了起來。尤其是，

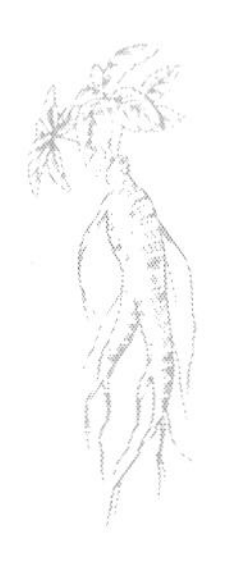

我們不可把西醫學中的腎臟病，如腎炎之類的疾病都稱之為腎虛，這是因為西醫學泌尿之腎只是中醫學之「腎」的一小部分功能。

二、凡診斷腎虛時必須明辨腎陰虛、腎陽虛、陰陽兩虛，不能混淆。說到這裡，那麼到底何謂腎虛呢？

其實，腎虛為腎臟各種功能衰退的總稱，由於腎有多方面的功能，所以有「腎虛生百病，百病可以表現為腎虛」的說法。腎臟的腎細胞受損多，活性差，造成腎功能下降，這就是腎虛的表現。腎功能一下降，會陸續導致其他器官功能下降，人體出現惡性循環，健康狀況會越來越差。因此，中醫治療各種慢性病和疑難雜症，往往從補腎開始，故中醫學稱之為「久病及腎」與「久病入腎」。

同時，中醫學還講究「培元固本」，事實上這也是對腎臟的保健。而亞健康狀況絕大多數都是因為腎虛造成，腎處於疲勞狀態，活力降低，導致其他器官功能降低。很多人會出現虛汗、盜汗、耳鳴、腰痠腿軟，性功能障礙、犯睏、畏寒、臉色發黃，還有像糖尿病及貧血造成的易感冒等現象。

腎虛更要審因論治

引起腎虛的原因有很多，這裡只簡要概述最重要的幾種：

一、已婚者房事不加節制，未婚者意淫無度。

這樣很容易導致腎虛，輕則夜半夢遺，重則白日精漏。明代楊慎《古今諺》中說得好「服藥千朝，不如獨臥一宵。」史載醫和曾為晉侯看病，認為他是「近女室」所致的房勞傷。於是晉侯問醫和：「女不可近乎？」性生活不可行嗎？醫和對曰「節之。」不要縱欲無度。這就告誡我們：養腎保健要房事「節之。」

二、**精神驚恐傷「腎」**。

在今日競爭劇烈的社會裡，人們的思想過度緊張，或爭利於市，或爭名於朝，但志高命蹇，妄念鑽營，以致心倦神疲，久而久之，傷腎致虛者，不乏其人。

三、**飲酒過度傷腎**。

不適當飲酒，一傷肝、二傷腦、三傷生殖腺。研究發現，那些重度飲酒者中百分之五十出現不同程度的陽痿，百分之四十八射精功能不全，百分之八十四至少有一項性功能不全，比如精液總量減少，精子減少，精子活動無力及異常精子等病症。

以上說的是常見的腎虛原因，現在簡要介紹腎虛的治療原則，這是腎虛患者最為關心的問題。

中醫學歷來強調「治病求本」的觀點，病因若繼續存在，疾病是不可能治癒的。因此，治療腎虛首先是「節房事」，不要想入非非。節房事是惜精，是節流；合理進補是益精，是開源。「上醫治神」也包含寧心神的意思，也是養腎的一個方法。

同時，還要戒酒，如果酗酒成性則為害不淺。此外還要強調一點，不要亂服補腎之藥。否則容易反將腎損害。

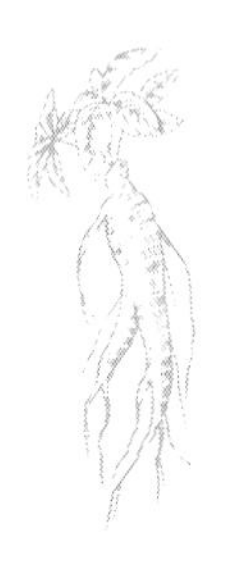

講座四：病同因不同—不同發病原因的同病不同醫

老是感冒？小心腎虛搗的鬼

很多中老年人經常一到秋冬就開始反覆感冒，拖很久都好不了，吃藥也不見效。待到病情稍微好轉一點，天一涼病情又加重了，還經常誘發其他嚴重疾病。

針對這種現象，有人說：感冒誰都得過？有什麼值得大驚小怪的？事實上，中老年人得的這種感冒，要特別注意，因為這有可能是腎虛在作怪！

通常，中老年人反覆感冒的原因有很多相似之處：年輕的時候幾乎很少生病，可一邁入四十歲這個門檻，就會感覺自己身體明顯差多了，天一涼就特別容易感冒，吃藥也不見好。

事實上，之所以會出現這種情況，這是因為感冒跟腎虛和免疫力降低有很大關聯。人上了年紀以後，腎中精血會逐漸虧虛，從而會出現不同症狀的腎虛和氣虛症狀，而長期的腎虛氣虛很容易導致人體的免疫力明顯下降。而免疫力是人體防衛病毒細菌侵入的重要屏障，免疫力降低了，健康的屏障也就薄弱了，從而一遇到天氣變化、環境污染等，感冒之類的呼吸系統疾病也就隨之發生了。因此這種「腎虛加免疫力低」的情況，中老年人會經常遇到，通常表現為引發感冒、呼吸系統的疾病。

中醫認為腎是人體先天之本，正所謂「固本培元」，所以我們若想防止秋冬反覆感冒，必須要在補腎的同時兼顧提高免疫力，才能解決「老感冒」這個煩人的問題。

腎虛，能否以補了之

很多人都會困惑：腎虛了怎麼辦？於是就會有人說：「腎虛？補啊！」這裡要提醒一點：補腎沒錯，但怎樣補才算正確呢？千萬不要補出「新病」來。

濫服「六味地黃丸」，身體越補越虛。

「六味地黃丸」這藥方來源於醫聖張仲景的「金匱腎氣丸」，原本是用來治療小兒發育不良的藥品，因此這服藥是比較平和的藥品。

由於中醫有補腎可以健腦的說法，也因此醫藥界有用「六味地黃丸」讓思維敏捷的做法。生活中，那些自以為腎虛的族群，還堅持長期服用，他們認為這樣不但可以能讓思維敏捷，而且還能補腎壯陽。

事實上，專家提醒，「六味地黃丸」雖然對人體有益，但是服用不當反而會帶來一些副作用。

這是因為：「六味地黃丸」屬甘溫性，是偏向補陰的藥，主治腎陰虛。由於配方中陰柔的藥要多一些，所以服用以後，有時候會妨礙消化功能，因此那些脾胃功能弱、消化不良的族群要謹慎服用。如果有人服用「六味地黃丸」兩週後效果不明顯，這有可能是選藥不對症，這裡建議找一位中醫大夫對身體的症狀進行診斷，從而對症選藥，審因論治。

值得提醒的一點是，與六味地黃丸具有相同功效的知柏地黃丸，還能治療火旺，如手心和腳心煩熱、口燥咽乾，舌尖

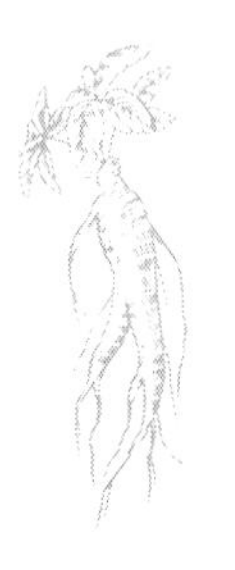

紅，有清熱去火的作用。

補腎好時節　進補要溫和

人們時常都會選擇在秋冬進補，事實上春夏也是補腎的好時機。這就是說：補腎，也要因時而宜。

經歷了寒冬，到了春季萬物開始復甦，人體的機能也開始逐漸旺盛起來，因此在這個階段補腎，補藥中的主要成分更容易為人體所吸收，起到比較理想的治療效果。同時，在春季調理腎功能，不宜選用過熱的藥和食物，而應該採用一些比較溫和的藥和食品。

人罹患的所有慢性疾病，都是因為多年不正常的生活習慣累積而成的。也就是說，病不是一天得的，也沒有一天就能治癒的，因此用藥不要強調「立竿見影」，尤其慢性病的治療，需要較長的時間和持久的耐心。

同時，中醫學強調氣血調和、陰陽調和，更強調身體的調補。而現在的某些「壯陽補藥」一味強調「補」，其實這是正常的。中藥「補藥」要有明確的針對性，要從調整人體陰陽平衡去考慮，不能人為的破壞了身體的陰陽平衡，而是要陰陽雙補、五臟同補，這樣才能起到進補腎臟的作用。

小提示

封建帝王，荒淫無度，常有誤服壯陽補腎藥而致死者。當今市上所售補品中不乏補腎壯陽之品。若誤服滋陰補腎之物，日久而陰霾彌漫，陽氣日衰而體倦食減造成滋陰潛陽的後果也是害多益少的。由此可見，治療腎虛必須明辨陰陽虛實，然後擇善而補，才能不出差錯。

現代人被頸椎病盯上

頸椎病是常見疾病，多發於中老年患者。頸椎間盤退行性病變及其繼發性椎間關節退行性病變，累及相鄰組織而引起相應的症狀和體徵，稱之為頸椎病，又稱為頸椎退行性關節炎、頸肩綜合症、頸椎綜合症。

頸椎病在很早就有記載了，頸椎病系在肝腎不足、筋骨失養的基礎上，又受勞損、風寒溼邪等因素影響，致使筋骨不利，經絡阻滯，氣血不通，屬本虛而標實。頸椎病的發病率在成人中約占百分之十到百分之五十，常在中年以後發病，四十歲以上的病人可占百分之八十，男性多於女性，比例約為三比一。

目前認為頸椎病主要是由於椎間盤變形等退行性病變後，引起椎體邊緣及關節骨質增生，刺激或壓迫頸椎神經根、脊髓、椎動脈及交感神經等，引起非常複雜的症狀，但 X 光影像

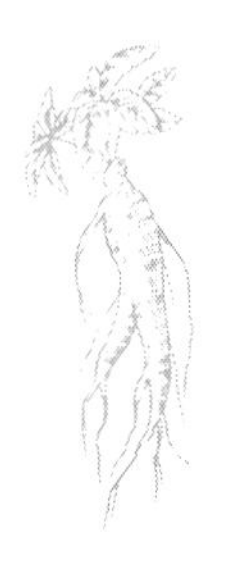

與臨床症狀常不相符，有時確診相當困難。大多數病人都能透過非手術治療，一般病人仍以保守治療為主。根據本病臨床表現，應屬於中醫「痿證」、「頭痛」、「眩暈」、「項強」、「頸肩痛」等病證範疇。

中醫對頸椎病的病因分析

傳統醫學，關於頸椎病的相關記載，最早是馬王堆出土醫書《足臂十一脈灸經》，所記載的是痺痛症。此外《靈樞．經脈篇》亦有相關的描述：「不可以顧，肩似拔，臑似折。頸、頷、肩、臑、肘臂外後廉痛。」

整體來說，傳統中醫學對頸椎病的病因，大致包含以下幾個要點：

一、體虛感邪

由於外傷或勞力過度，氣血不足，膝理空虛，外邪人侵，進一步影響氣血運行。氣血運行不暢，氣滯血換，不通則痛，筋肌失養而不能約束和穩定關節，以致產生骨錯縫、筋出槽等而引發本病。

二、痰瘀互阻

由於久病，氣血周流不暢，而致血停為瘀，溼凝為痰，痰瘀兩者互結，甚或與外邪相結合，阻閉經絡而為患。

三、肝腎虧損

肝藏血主筋為罷極之本，腎主骨為作強之官。精血充沛，則筋骨強，活動正常。老年之人，或房勞過度，傷及肝腎，導致精血虧損，無以濡養灌溉，以致筋骨經脈失養而成本病。

通常，頸椎病的發病病機特點：氣血不通。有虛實之分，虛者為筋脈失養，精血虧損；實者為氣滯血瘀，痰瘀互結。

現代人，頸椎病為何盯上你？

資訊化時代，帶來了電腦的普及和網路的盛行，致使大量的辦公室一族，忙碌一整天後常常覺得脖子發僵、發硬、肩背部沉重，甚至有頭痛、頭暈、視力減退等奇怪的感覺，但是好像又一下子說不上來是哪裡不舒服？

事實上，這是我們人體的頸椎在示警。我們的頸椎整天長時間的受機械「壓迫」，如果不加以注意，久而久之，就會成為頸椎病患者。若想遠離頸椎病，首先要盡可能遠離頸椎病的誘發因素：

年齡的增長：隨著年齡增長，身體骨骼受到的磨損也日益增加，頸椎同樣會產生各種退行變化，而椎間盤的退行性變化是頸椎病發生的基礎。雖然頸椎病大多發生在中年人身上，但是近些年從事伏案工作的辦公室人員，很多人也正飽受頸椎疼痛之苦。

慢性勞損：生活中各種超過正常範圍的過度活動帶來的損傷，如不良睡姿、枕頭高低不適中。

生活方式的改變：現代人的活動量減少了，因此頸部也沒

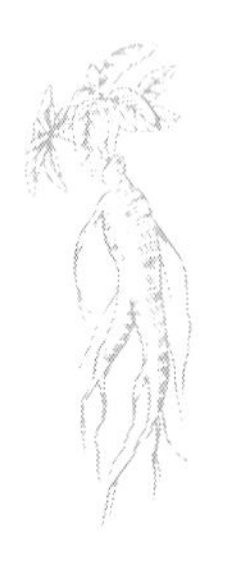

有經常活動，由於椎間盤的軟骨組織本身不是靠血液直接供給的，而是透過壓力的變化來進行營養交換的。因此沒有活動的軟骨就會變得營養不良，從而造成病變、退化，甚至出現斷裂、脫出。

因此，對於長期伏案工作的族群，除了要保證正確的坐姿，還要偶爾眺望遠方，盡量少用筆記型電腦，這樣不但可以消除疲勞，而且還有利於頸椎的保健。

盲目按摩，越按越嚴重

對於「按摩能治頸椎病」的說法，實際上要更謹慎對待一點。

如果已有椎間盤突出或神經被壓迫得厲害，就要盡量避免按摩，尤其給脖子做復位按摩是要絕對禁止的。如果僅是頸椎退化造成的頸部肌肉攣縮，沒有發生神經壓迫性病變，是可以透過按摩來鬆弛肌肉的攣縮，使症狀得到緩解。

對於頸椎病的防治，首先要到醫院檢查，檢查是否有間盤突出、破裂，有沒有壓迫神經。如果沒有這些病變，只是椎間盤剛剛發生退行變化，這時，最重要的就是做到如何延緩頸椎病的發生。

延緩頸椎病的發生，首先要改善不良的生活狀態，如：在電腦前每天要保持一定的脖子運動，多做頸部肌肉鍛鍊。

主要做法是：雙手十指交叉放在頸部，頭用力向後或左右抻，手用力阻擋，頭雖沒動，但透過兩個方向力量的較量讓相應的頸部肌肉進行收縮。科學研究發現，肌肉持續收縮五秒鐘對頸部是非常有好處的。而頸部在出現問題的情況下，這種運動對頸部有很好的保護作用。另外，各種戶外運動也會使頸部肌肉的力量增強，讓頸部保持良好狀態。

小提示

少量飲酒可緩解頸椎壓力

中醫認為頸椎病的病因與風寒溼之邪的侵襲以及氣血虧虛、氣血不暢有關。酒可以祛風散寒，活經通絡，還可以有解乏、禦寒、提神助興等作用，果類酒還含有較豐富的營養成分，如維生素類、胺基酸、醣類等。可見飲酒得當，是非常有益健康的，但不可過量，應根據體質、年齡、季節、酒的種類等因素酌情飲用，每日飲用量一般以不超過一百毫升為宜。

便祕不能隨便瀉

我們常說：通則不痛，痛則不通。現在社會，我們不難發現自己的周圍，因為便祕而喝腸清茶、服瀉藥的人好像是越來越多了，由此可見，便祕的患者越來越多了。

便祕是指大便次數明顯減少或排出困難，也指糞便堅硬或有排便不盡的感覺。一般說，糞便在腸內停留過久並一般認為超過兩日以上無排便就存在便祕。

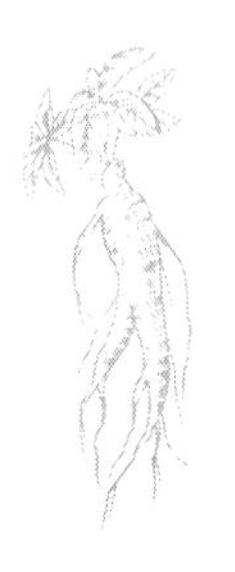

講座四：病同因不同—不同發病原因的同病不同醫

中醫認為大腸的正常生理功能是傳化物而不藏。直腸內容物對直腸壁的刺激，是啟動排便反射的因素。食物胃腸消化吸收，所剩糟粕，由大腸傳送而出。正常情況下，人體處於「陰平陽祕」的平衡狀態，則消化排泄正常，一旦陰陽失調，則寒熱失衡，虛實偏執，便祕生焉。

西醫學將便祕分為兩大類，第一類為器質性便祕，是由於肛門、直腸、結腸或神經系統疾病如截癱、或分泌系統疾病如甲狀腺機能減退等引起的。這類便祕應及早治療其器質性疾病。另一類是功能性便祕，起因是食物過於精緻、缺乏粗纖維的刺激，排便習慣受到干擾，如長途旅行等。此外，還有所謂「大腸激躁症」常以便祕為主要症狀。

中醫對便祕的病因認識

中醫認為，便祕主要由燥熱內結、氣機鬱滯、津液不足和脾腎虛寒所引起。具體便祕的病因大致可分為以下四種：

一、燥熱內結

中醫認為過食辛辣厚味，過服溫補之品等導致陽盛灼陰；熱病之後，餘熱留戀腸胃，耗傷津液；或溼熱下注大腸，使腸道燥熱，傷津而便祕，這種便祕又稱為熱祕。

二、氣機鬱滯

情志不舒、憂愁思慮、久坐少動、久病臥床等引起氣機鬱滯，致使大腸傳導失職、糟粕內停，而成祕結，即所謂「氣內滯而物不行」。糞便不結燥，但排出困難是此型的特點，所以又稱為氣祕。

三、津液不足

久病、產後、老年體衰、氣血兩虛；脾胃內傷、飲水量少，化源不足，病中過於發汗、瀉下傷陰等。氣虛則大腸轉送無力，血虛津虧則大腸滋潤失養，使腸道乾槁，便行艱澀，所以稱為虛祕。

四、脾腎虛寒

年高久病，腎陽虛損，陽氣不運則陰邪凝結；或素有脾陽不足，又受寒冷攻伐，而致脾腎陽衰，溫照無權則寒凝氣滯，腸道傳送無力，大便艱難，稱為冷祕。

綜上所述，中醫學認為，便祕最直接的病因是飲食失節、勞倦過度、情志失調、六淫襲擾、熱病傷津、老年體虛、婦人多產、痰滯蟲積、藥石中毒、排便隱忍、久蹲強努、裂痔畏便等一系列因素，這一系列要素導致臟腑功能失調、氣血津液紊亂、大腸傳導功能失常而引發便祕。

你是易便祕體質嗎？

生活中，我們很容易見到一般人遇到便祕就用瀉藥，如大黃、番瀉葉、麻子仁丸等一瀉了之，但是結果往往是收效於一時，這次是痛快了，但下次還會便祕，甚至有越瀉越祕的。為什麼呢？

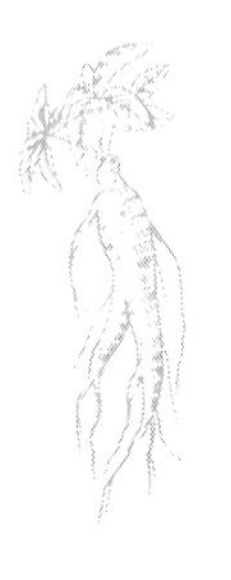

講座四：病同因不同—不同發病原因的同病不同醫

因為很多人的便祕，跟個人的體質有密切的關聯。按體質病理學的觀點分析：功能性便祕本身不是病，而是一種和病理體質緊密聯繫在一起的症狀。有了便祕現在也不要擔心，看看你是屬於哪種體質型便祕？

一、燥紅質族群的熱祕：大便常乾結如羊糞狀，短則兩到三天，長則一週一次，小便短赤、臉色紅赤而心煩，口乾思飲而飲不解渴，舌紅少苔或無苔，常伴有肛裂或痔瘡。

這種體質的便祕患者，需要多吃寒性食物，比如香蕉、梨、芹菜、菠菜、番茄、黃瓜、苦瓜、黑木耳，還可以適量的吃些霜淇淋，忌吃熱性食物，比如羊肉、雞、蝦、大蒜、韭菜、五香粉、火腿等。伴有痔瘡者忌竹筍，否則容易誘發痔瘡出血。這一型可用大黃瀉下。

二、倦晄質族群的氣虛便祕：大便多不乾結，但是排便無力，雖有便意而腸蠕動很弱，臨廁時多如臨大敵，要用力掙拼，往往仍難排出，且便後乏力、汗出，多見臉色白而神倦乏，氣短懶言，舌淡，常伴有脫肛或脫肛感或是子宮脫垂感。

這種體質的便祕患者，需要多吃溫性的補益氣血的食物，如雞、牛肉、羊肉、鴿、蝦、鱔魚、枸杞子、龍眼肉、山藥、大棗、蜂蜜、柏子仁等。忌寒性食物和大黃瀉下。

三、遲冷質族群的寒祕：這種族群的大便不乾結，但排便困難，所不同的是此型患者怕冷明顯，腰脊及腹中常有冷痛、四肢不溫，小便清長，夜頻尿頻，舌淡多齒印。

這種體質的便祕患者，需要用溫性食物改善其全身新陳代謝，然後刺激其腸蠕動才能見效。這型絕對忌吃寒性食物，尤其是冷飲及苦瓜、黃瓜等寒性瓜果。不能用寒性藥物如大黃瀉下，越瀉身體越寒，大便越祕結。

便祕的飲食療法

1. 喝些紫菜湯，可在紫菜湯中多放些香油，年輕女性服用不會發胖。同時，也可以用無花果泡水喝，對治療便祕也有一定的療效。
2. 菠菜粥用料：鮮菠菜一百克，粳米一百克。做法：先將菠菜洗淨放入滾水中燙半熟，取出切碎。粳米煮成粥後，放入菠菜，煮沸食用。一日兩次。
3. 每天早飯前服用幾顆（塊）洗淨的核桃仁，或空閒時嚼幾塊，也可飲用豆漿一類滋補飲料。核桃除了潤腸通便外，還有補腎固精、溫肺定喘之功能，可治療腎虛喘咳，腰痛腳弱，陽痿遺精，小便頻數，大便燥結等，長期服用，療效更佳，且無副作用。

小提示

不論哪一型便祕都應忌食含鞣質較多，能收澀大便的食物，如蠶豆、蓮子、芡實、巧克力等。如果犯忌則其他食物與藥物將徒勞無功！

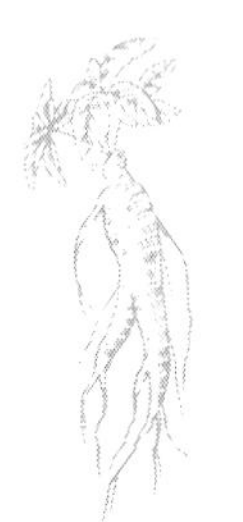

講座四：病同因不同—不同發病原因的同病不同醫

講座五：

病同症不同——

不同發病症狀的同病不同醫

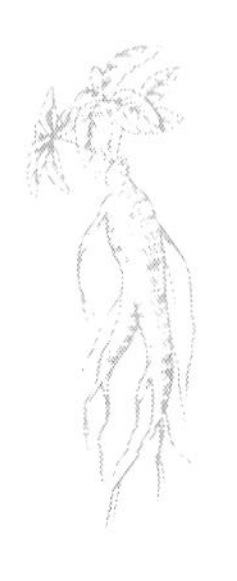

簡論病同症不同

中醫治病的基礎是辨症施治，這裡的「症」是指症狀，如發燒、咽喉痛、頭痛、畏寒，脈浮數、舌尖紅苔薄白、腹痛拒按等等，而「辨症」，就是指根據患者的各種症狀來進行分析、歸納和辨別，從而做出正確的診斷。

我們在看病的時候常常遇到這種情況，面對同一種疾病，醫生對不同的患者開出了不同的藥方。究其根本，我們會發現，這些患者表現出的症狀都各有所異，這就是一種病何以有不同藥方的原因了。

同一種病，在不同人身上，常常因為人的體質、年齡、性別，以及發病時間、季節等等的不同而各異，也就是說有不同的病因和病機，所以一種病便表現出了不同的症狀，因此治療法也不一樣了。比如有一位女性，胸部悶痛，夜間尤其嚴重，醫生詳問其發病原因，被告知每次吃水果或以瓜果類食物時即加重，而且食慾不振，痰多胸悶，呼吸短促乏力，舌淡紅苔白膩。醫生認為這是胸陽不足，痰氣阻滯所致，所以治療時以溫陽通陽化痰行氣以除溼，不久病癒。又有一位男性，因事與人爭吵，後來覺得胸悶脹，時作悶痛，並伴有頭暈，口苦口乾，睡眠欠佳，多夢，飲食減少，呼吸短促，舌尖紅苔黃，脈弦數。醫生認為這是胸痺（胸部悶痛），屬肝鬱氣滯，鬱而化火。所以治療時以小柴胡湯加鬱金、丹參、栝蔞仁、薤白、枳殼。

男子按此藥方服藥後，病情大減，不久痊癒。

這二人同是胸痺，但其症狀脈舌等表現各不相同，所以治療方法也不一樣。每種病都有其大致相同的病因、病機、主證，凡是患此病者都有這些共同點。但每種病也都有它的臨床特殊表現，包括症狀、脈、舌或發病部位等。所以說在治療疾病的時候必須弄清楚其症狀，辨別其個體的差異，辨症施治。如果只看其病，不觀其症，治療後肯定沒有什麼效果，有時甚至會弄巧成拙，加重病情。

感冒可不是尋常小病

感冒是最常見的感染疾病，四季都可發生，其多發季節為冬末初春。臨床上以頭痛、鼻塞、流鼻涕、流淚、咳嗽、畏寒、發熱、周身痠痛等為主要表現。中醫上認為感冒是由於六淫（風、寒、暑、溼、燥、熱）時行邪毒侵襲人體，阻遏衛陽，使營衛失和，肺氣宣降失司所致。

感冒雖然是最常見的小病，但一樣不能隨便吃點藥應付。有這樣一個故事：有一次，兩個病人同時來找張仲景看病，都說頭痛、發燒、咳嗽、鼻塞。經過詢問，原來二人都淋了一場大雨。張仲景給他們把了脈，確診為感冒，並給他們各開了劑量相同的麻黃湯，發汗解熱。

第二天，其中一個病人的家屬一大早就跑來找張仲景，說

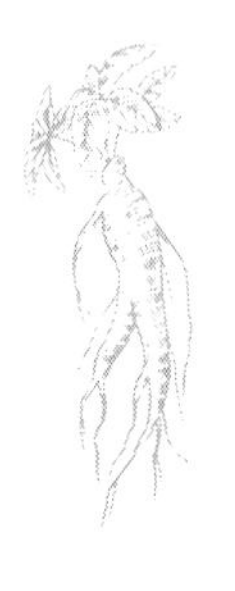

病人服了藥以後，出了一身大汗，但頭痛得比昨天更厲害了。張仲景聽後很納悶，以為自己的診斷出了差錯，趕緊跑到另一個病人家裡去探望。但另一個病人卻說服了藥後出了一身汗，病好了一大半。張仲景更覺得奇怪，為什麼同樣的病，服相同的藥，療效卻不一樣呢？他仔細回憶昨天診治時的情景，猛然想起在給第一個病人診脈時，病人手腕上有汗，脈也較弱，而第二個病人手腕上卻無汗，他在診斷時忽略了這些差異。

病人本來就有汗，再服下發汗的藥，不就更加虛弱了嗎？這樣不但治不好病，反而會使病情加重。於是他立即改變治療方法，給病人重新開方抓藥，結果病人的病情很快便好轉了。

這件事給他留下了深刻的教訓。同樣是感冒，表症不同，治療方法也不應相同。他認為各種治療方法，需要醫生根據實際情況運用，不能一成不變。

一般來說，根據其臨床表現一般可分為風寒感冒、風熱感冒、暑溼感冒、體虛感冒等症狀。

風寒感冒應辛溫解表

風寒感冒的症狀表現為畏寒，微發燒，無汗頭痛，四肢關節痠痛，鼻塞聲重，流鼻水，喉嚨癢咳嗽，痰稀薄色白，口不渴或渴喜熱飲，舌苔薄白而潤，脈浮或浮緊。

治療時應該以辛溫解表為主。通常情況下選用麻黃、荊芥、防風、紫蘇等解表散寒藥，比如說蔥豉湯、荊防敗毒散等。服中成藥可選用正柴胡飲沖劑、川芎茶調散、通宣理肺丸、速效傷風膠囊、九味羌活丸、午時茶沖劑等。服藥後可喝些熱粥或熱湯，使身體微微出汗，以助藥力驅散風寒。

對於風寒感冒來說，宜多吃發汗散寒食品，如辣椒、蔥、生薑、大蒜、豆腐、鮮生薑紅糖水等。另外雞湯能幫助人驅走流感，喝雞湯有助於將病毒排出體外。需要注意的是雞湯只適宜於身體很虛弱的人，而本來非常結實以及過於肥胖的人則不宜進食帶溫補性質的雞湯，否則病情可能會加重。

風熱感冒要辛涼解表

風熱感冒的症狀表現為身熱較重，微怕冷，汗出不暢，頭痛，咳嗽，痰黏或黃，咽喉乾痛，鼻塞，流黃濁鼻涕，口渴，舌苔薄白或微黃，脈浮數。

風熱感冒一般可以用辛涼解表法來治療。常選用菊花、薄荷、桑葉等藥，比如說銀翹散、桑菊飲等。服用的中成藥可選用銀翹解毒丸、羚翹解毒丸、桑菊感冒片、板蘭根沖劑等，如果發熱較重、咽喉腫痛明顯，可以配服雙黃連口服液、清熱解毒口服液。這些藥具有較好的清熱解毒作用。

患風熱感冒要多喝水，飲食宜清淡，宜多吃有助於散風熱、清熱的食品，如綠豆、蘿蔔、白菜、白菜根、薄荷、茶葉等，另外可以喝些蘿蔔湯或燉梨湯。需要注意的是感冒期間應盡量少吃或不吃高脂肪、高蛋白及辛辣刺激的食物，不要喝酒

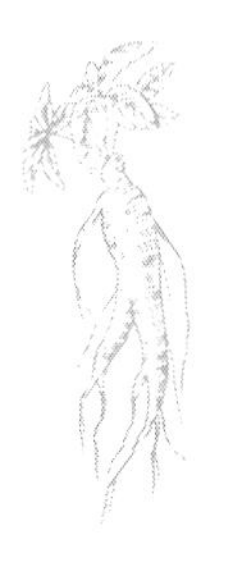

類飲料，否則容易導致病情加重。

暑溼感冒化溼祛暑最重要

暑溼感冒僅見於夏季，因患者素有溼熱，又加上感冒而得，也可因過食冷飲瓜果而引起。其主要症狀表現為為身熱，微怕冷，汗少，肢體痠腫疼痛，頭昏重脹痛，鼻流濁涕，心煩口渴，渴不多飲，胸悶噁心，小便短黃，舌苔薄黃而膩，脈濡數。

治療暑溼感冒時可用芳香化濁、和中解表，通常服用藿香正氣膠囊、銀翹解毒丸、十滴水、六一散、雲香精、四正丸、六合定中丸、天中茶、甘露茶、甘和茶等。

由於夏季人的食慾會有所降低，因此患暑溼感冒時應注意避免暴食生冷油膩的食物，以清淡為主，可以煮一些綠豆粥、蓮子百合粥、荷葉粥、紅棗粥等，對於避暑降溫有很好的功效。另外還可以喝一些清暑祛溼茶、荷葉菊花薏仁湯、藿香葉粥，冬瓜湯等，都可以預防和治療暑溼感冒。

體虛感冒要分清怎麼虛的

體虛感冒又分為氣虛型體虛感冒、脾虛型體虛感冒、陽虛型體虛感冒、氣陰兩虛型體虛感冒。主要見於體弱之小兒和婦女、老人，以及患有慢性呼吸道疾病的患者。

對於氣虛型體虛感冒來說，其症狀表現為體質虛弱，肌肉鬆軟，汗多不止，精力不振，不愛戶外活動，脈軟弱無力。

對於脾虛型體虛感冒來說，其症狀表現為易患感冒，食慾低下，大便溏溏，食後胃脘不舒，舌苔膩滯，脈緩。治療宜健脾益氣，幫助消化導滯。

對於陽虛型體虛感冒來說，其症狀表現為怕冷，四肢發冷，且得熱則舒，尿清且長，脈緩無力。

對於氣陰兩虛型體虛感冒來說，其症狀表現為微有咳嗽，體形消瘦，口乾想喝水，苔少而乾等症狀。治療宜益氣養陰。這種感冒多發生在氣虛型、血虛型感冒的恢復期。

治療體虛感冒，首先需分清體虛感冒的類型。治療氣虛型時宜益氣固表，可用柴芪防艽湯，以黃耆、白朮、防風益氣固表，以桂枝、白芍、甘草調和營衛，以防風、白芷、秦艽通經祛風解表並以柴胡透達疏解，以黃芩清泄鬱熱，以白豆蔻理氣和胃，從而達到表邪解，營衛和，腠理密之目的，使纏綿難癒的氣虛感冒康復如初。

治療脾虛型體虛感冒宜健脾益氣，幫助消化導滯，可用參苓白朮散，即黨參十五克、白朮十克、茯苓十克、山藥十二克、陳皮十克、葛根十克、雞內金八克、焦麥芽十克等同煎飲服。

治療陽虛型體虛感冒宜溫陽解表，可用再造散，即附片五克、黃耆十五克、白朮十克、茯苓十克、黨參十二克、大棗四枚、細辛二克等同煎飲服。

治療氣陰兩虛型體虛感冒宜益氣養陰，可取黨參十五克、

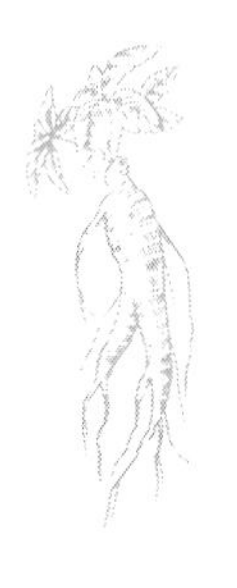

黃耆十克、沙參十二克、麥門冬十二克、白朮十克、玉竹十克、五味子十克、桑葉八克同煎飲服。

當然，在進行中醫調治的同時，必須加強體育訓練，以增強體質，提高免疫力。達到從根本上治療體虛感冒的目的。

小提示

感冒的日常預防

一、多喝熱飲

二、保持室內空氣清新

三、經常洗手

四、多喝優酪乳

五、常吃大蒜

六、保證充足的睡眠

七、堅持運動習慣

腹瀉對症才能止

腹瀉多是由胃腸道和消化系統疾病引起的，是消化系統疾病中的一種常見病症。一年四季均可發生腹瀉，但其多發季節為夏、秋兩季。通常其症狀的表現為每日排便次數多於平時，糞便稀薄，含水量增加，有時脂肪增多，帶有不消化食物，或含有膿血。中醫學認為腹瀉主要由於溼盛與脾胃功能失調所致。根據臨床表現一般可分為寒溼腹瀉、溼熱腹瀉、傷食腹瀉、脾虛腹瀉、腎虛腹瀉、肝鬱腹瀉等症狀。

寒溼腹瀉

寒溼腹瀉的症狀表現為泄瀉清稀，甚如水樣，腹痛腸鳴，脘悶食少，苔白膩，脈濡緩。若兼外感風寒者，則有畏寒發熱頭痛，肢體痠痛，苔薄白，脈浮。

治療寒溼腹瀉須散寒化溼、和中。可用藿香紫蘇湯來治療，選用藿香十二克，香薷十克，紫蘇十克，蒼朮十二克，生薑十二克，半夏十二克，茯苓十五克，車前子十克。加水煎煮五到十分鐘，去渣取汁，分三次緩緩飲下，不可急速服用。若腹痛而有冷感、小便量少而排出困難者，可加乾薑十二克，肉桂粉一點五克；乾薑一起煎煮，肉桂粉則分三次沖服。另外中成藥藿香正氣口服液也可選用。

在飲食上薏仁、扁豆、赤小豆、黃豆芽等有健脾利溼，減輕水瀉的作用，所以均可放在一定比例的水中熬煮成汁飲用或煮粥食用。也可用藿香、香薷、茶葉、生薑、紅糖等，用開水沖泡代替茶飲。寒溼型腹瀉還宜吃大蒜、大蔥、丁香、豆蔻、砂仁等。

溼熱腹瀉

溼熱腹瀉的症狀表現為便下稀薄，水分較多，或如水注，糞色深黃而臭，或夾有黏液，肛門灼紅，腹痛陣作，煩鬧不安，口渴喜飲，食慾不振，噁心嘔吐，肢體倦怠，發熱或不發熱，小便黃少，舌質紅，苔黃膩。

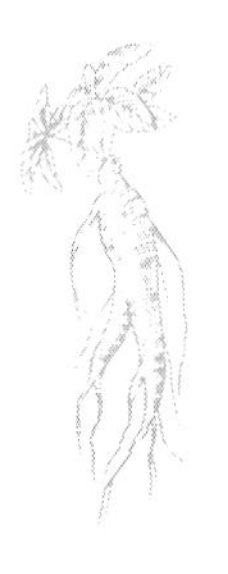

治療此腹瀉主要須清熱利溼，和中止渴。藥方選用葛根芩連湯，藥用黃芩十二克，馬齒莧三十克（鮮品加倍），車前草十五克（鮮品加倍），白芍十二克，木香十克，甘草六克。加水煎煮，取汁，分三次服用。忌用苦寒之品，以免溼蘊難化。中成藥可用克瀉膠囊、複方苦參腸炎康片等。

在飲食上可用馬齒莧、馬蘭、魚腥草過開水過後涼拌食用，用食醋、大蒜調味有解毒的作用；還可以用馬齒莧、馬蘭煮粥或炒食。或用金銀花、綠茶、魚腥草、山楂（任取兩到三種）開水沖泡飲用。溼熱型腹瀉者，也宜吃西瓜，因西瓜有清熱利溼作用。

傷食腹瀉

食傷腹瀉的症狀表現為腹痛腸鳴，瀉下糞便臭如敗卵，瀉後痛減，脘腹脹滿，噯腐酸臭，不思飲食，苔厚膩，脈滑。

治療食傷腹瀉須消食導滯。藥方可用保和丸加減方，藥用神曲十二克，麥芽十五克，炒萊菔子十克，炒山楂十二克，陳皮十克，枳殼十克，炒白朮十二克，茯苓十二克，車前子十克。加水煎煮、取汁，分三次飲。另外小兒脾胃虛弱者，可加南沙參十五克，山藥十二克一起煎煮。中成藥可用保和丸；如果患有寒熱頭痛等症的人可用六和定中丸。

在飲食上可用麥芽、山楂、萊菔子、鍋巴之類（任取兩到三種）放在一定比例的水中熬煮成汁飲用，或者煮蘿蔔粥食用。

也適合吃些金橘餅等。

脾虛腹瀉

脾虛腹瀉的症狀表現為大便時溏時瀉，遷延反覆，完穀不化，飲食減少，食後脘悶不舒，稍吃油膩食物則大便次數明顯增加，臉色萎黃，神疲倦怠，舌淡苔白，脈細弱。

對於脾虛腹瀉，可選用參苓白朮丸、資生丸、啟脾丸、理中丸等滋補中成藥。其中理中丸適用於脾胃虛寒所導致的腹瀉，每次服六到九克，日服兩到三次；啟脾丸適用於脾胃虛弱所導致的腹瀉，並兼有幫助消化功能，每次服一顆，日服兩次；資生丸適用於脾胃虛弱、消化不良所導致的腹瀉，每次服六到九克，日服兩到三次；參苓白朮丸藥性平和，對於身體虛弱或病後體虛無力者的腹瀉效果較好，每次服六到九克，日服兩到三次。

在飲食上可食用糯米、扁豆、荔枝、芡實、栗子、蓮子、榛子、山藥、蠶豆等。其中糯米有補中益氣止瀉的作用；扁豆有健脾和中與消暑化溼兩大功用；荔枝能補脾益血，又能壯陽益氣，故適宜脾虛泄瀉和陽虛腹瀉之人食用；芡實性味甘澀，功在補脾止瀉，適宜脾虛之人及大便泄瀉者食用；栗子有養胃健脾止泄瀉的作用；蓮子性味甘澀，能補脾澀腸；榛子能益氣力、補脾胃；山藥功在健脾，適宜脾虛型泄瀉者經常食用；蠶豆性平，味甘，有健脾利溼的作用。除上述食品之外，脾虛型

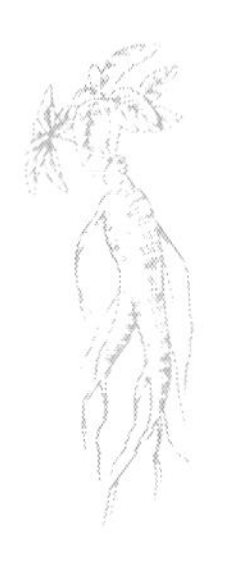

腹瀉還宜吃豇豆、羊骨、白鯗（剖開晒干的黃魚）、菱角、黨參、白朮等。

腎虛腹瀉

腎虛腹瀉，也稱雞鳴瀉或五更瀉。其症狀表現為黎明之前臍腹作痛，腸鳴即瀉，瀉下完穀，瀉後則安，形寒肢冷，腰膝痠軟，舌淡苔白，脈沉細。

對於腎虛腹瀉的治療，宜溫補腎陽、溫中散寒。可用四神丸，附子理中丸，其中四神丸主治腹瀉日久不止，每日清晨必腹瀉者，每次服六克，日服兩次；附子理中丸適用於脾腎虛寒所致的腹瀉、腹部冷痛較甚、四肢不溫者，每次服六到九克，日服一到兩次。

在飲食上可用乾荔核、山藥、蓮子肉、粳米熬粥，或用芡實、蓮子、淮山藥、白扁豆白糖蒸製點心，都有補腎健脾，溫陽散寒止痛之功效。

肝鬱腹瀉

臨床表現素有胸脇脹悶，打嗝食少，每因憂鬱惱怒或情緒緊張之時，發生腹痛泄瀉，腹中雷鳴，攻竄作痛，放屁頻繁，舌淡紅，脈弦。

對於肝鬱腹瀉的治療應該從心理安慰、飲食指導方面入手，盡量除去一切可能造成腹瀉加重的因素，比如不潔飲食，過度勞累，情緒激動或精神憂鬱，腸道感染，電解質紊亂等。

另外可用黨參二十克，山藥三十克，陳皮、防風、柴胡、枳殼各十克，白朮、白芍、茯苓、薏仁各十五克，甘草五克。每日一劑，水煎兩次分服。

在飲食上可用烏梅、粳米、冰糖熬製烏梅粥；也可用韭菜、生薑、牛奶煮三色奶；還可用扁豆花、茉莉花、玫瑰花、防風泡三花防風茶，都可以起到疏肝補脾，澀腸止瀉的作用。

小提示

腹瀉的日常預防

一、動物性食品或海產品在食用前必須煮熟、煮透。

二、不吃腐敗、變質的食品。

三、加工生食和熟食的餐具應分兩套，以避免交叉污染。

四、在對腹瀉患者的治療及護理時應注意對患者的隔離。

對症止頭痛，其實很簡單

頭痛是一種常見的病症，常發生在多種急慢性疾病中，有時更是某些相關疾病加重或惡化的先兆。中醫學認為頭痛是由於外感或內傷，致使脈絡絀急或失養；清竅不利所引起的頭部疼痛。其症狀表現為患者自覺頭部包括前額、額顳、頂枕部位疼痛。近年來頭痛的發病率呈上升趨勢，尤其是偏頭痛。外感頭痛常常突然發作，其痛如破，痛無休止；而內傷頭痛的痛勢綿綿，時痛時止，長久不癒。

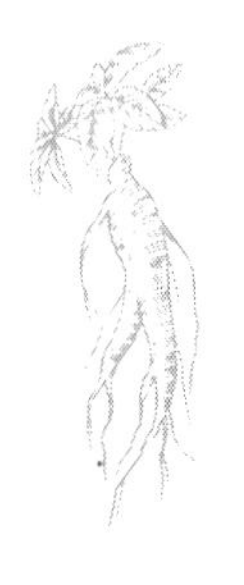

講座五：病同症不同—不同發病症狀的同病不同醫

引起頭痛的原因很多，如六淫之邪外襲，直犯項頂，或循經絡而上，或痰濁、瘀血痺阻經脈，致使經氣壅遏不行，或氣虛清陽不升，或血虛經脈失養，或腎陰不足，肝陽偏亢，或情志不暢，鬱而化火，均可導致頭痛的發生。根據其症狀表現一般分為風寒外襲、風熱犯上、肝陽上亢、氣血虧虛、痰濁蔽阻、瘀血等症型。

風寒外襲

風寒外襲表現出的頭痛連及項背，惡風畏寒，遇風痛增，喜歡包住頭，呈發作性，舌淡紅，苔薄白。這種頭痛最為常見，是由感受風寒之邪所致，起病較急，頭痛為重，以前額及太陽穴為主，常伴隨頸項部拘緊感，遇風寒時頭痛立即加重，由於風寒束表毛竅閉塞，而頭痛無汗，影響肺氣宣降，常常伴有咳嗽、噴嚏、鼻塞或流鼻水等。重者則會發燒、全身痠痛。

治療時以散風止痛為主。可用川芎茶調散加減治療：其中以川芎十克，荊芥十克，薄荷六克，羌活十克，細辛三克，白芷十克，防風十克，甘草六克，放在一定比例的水中熬煮成汁服用。

在飲食上首選薑糖水：取薑三片、紅糖十五克，加水煮沸，趁熱服用，每次喝五百毫升，每日三次。另外還可煮白菜根湯：取白菜根五十克、小蔥三根，切碎後加水，旺火燒沸後改文火煎煮約二十分鐘即成，每日兩次，溫服，每次喝四百毫升。燉羊腦：取羊腦一個，燉熟後調味食用。蔥薑粥：取蔥白、薑適量，洗淨後，與粳米三十到五十克，米醋少許，清水七百五十毫升一起熬粥，熱食發汗。蔥豉粥：取蔥白十克，淡豆豉十克，粳米五十到一百克，混合煮熟食用。川芎白芷燉魚頭：取鱅魚魚頭一個，川芎三到九克，白芷六到九克，文火燉至魚頭熟透，調味即食。這些食物與食用方法都可以起到辛溫解表，祛風散寒的功效。

風熱上犯

風熱上犯表現出的頭痛症狀為頭痛而脹，嚴重者疼痛如裂，發燒，畏風，面紅目赤，口渴喜飲，大便不暢或便祕，小便短赤，舌紅，苔黃，脈浮數。這種頭痛起病急、頭痛嚴重，伴有頭沉和灼熱感，常有發燒、頭中覺熱、喜涼風，熱重時口渴喉嚨乾痛、小便赤黃、大便祕結、鼻流濁涕或伴有牙痛等。

治療的方法是祛風清熱。可選用桑菊飲：取桑葉十克，菊花十克，桔梗十克，連翹十克，杏仁十克，甘草六克，薄荷六克，蘆根十克放在一定比例的水中熬煮成汁服用。

在飲食方面可飲杏仁菊花茶，即取搗碎杏仁三克、菊花三克，加水煎煮，代替茶飲用。或是蒼耳金銀花茶，即取蒼耳子、金銀茶各三克，放在一定比例的水中熬煮成汁，代替茶飲用。

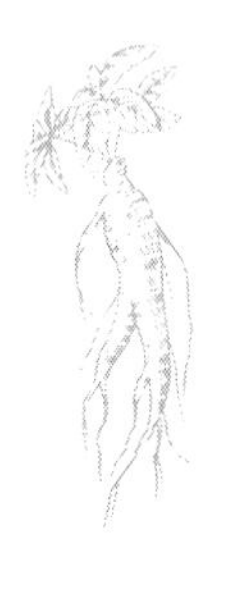

肝陽上亢

肝陽上亢表現出的頭痛症狀為頭痛而暈眩，時作抽掣，兩側為重；常偏於一側，心煩易怒，失眠或夢多不寧，面紅口苦，或見脅痛，舌紅，苔薄黃，脈弦或弦細數。這種症狀的頭痛多有高血壓病史。

治療原則以平肝陽為主。方劑可選用鎮肝熄風湯：取牛膝三十克，生龍骨十五克，白芍十五克，天冬十五克，生麥芽六克，生牡蠣十五克，龜板十五克，代赭石三十克，玄參十五克，川楝子六克，茵陳蒿六克，甘草五克，水煎兩次分兩次服，一日服兩劑。

在飲食上可選蘆根決明茶：取蘆根、決明子各三十克，水煎代茶，經常飲用。這種茶適用於肝陽頭痛、目糊口乾者。或用芹菜根煮雞蛋：取芹菜根兩百五十克，洗淨切碎，與雞蛋二枚加水煮至蛋熟。每日早晚各一次，食蛋飲湯。

氣血虧虛

氣血虧虛表現出的頭痛症狀為頭部隱隱作痛，記憶減退，心悸，遇勞則重，自汗或盜汗，氣短，畏風，神疲乏力，臉色萎黃，舌淡苔薄白，脈沉細而弱。

在治療的時候以補益氣血為主。藥方可選用八珍湯：取黨參十克，白朮十克，雲苓十克，甘草六克，當歸十克，川芎十克，白芍十克，熟地黃十克放在一定比例的水中熬煮成汁服用。

在飲食上可取桂圓肉十顆、紅棗七顆，熬桂圓紅棗湯，每日睡前服用，可治頭痛、貧血。或取乾木耳十五克，加水泡發洗淨，加入清水三百毫升，冰糖十克，文火燉爛做成木耳羹，這種食物適用於臉色蒼白、血虛頭痛者。

腎虛頭痛

腎虛頭痛又分為腎陽虛頭痛與腎陰虛頭痛。腎陽虛頭痛的主要症狀為頭痛頭暈、健忘、腰腿痠痛、四肢發冷、小便頻數，重者伴有陽痿等。舌質淡白，脈沉遲無力，尤以尺脈為甚。

在治療的時候以補益腎陽為主。藥方可選用金匱腎氣丸：取熟地黃十克，山藥十克，山萸肉十克，茯苓十克，澤瀉十克，牡丹皮十克，桂枝六克，製附子三克，粉碎成細粉，過篩後混勻。每一百克粉末用煉蜜三十五到五十克加適量的水搓揉成丸狀，乾燥，製成水蜜丸，或加煉蜜一百一十到一百三十克製成大蜜丸。

腎陰虛頭痛的主要症狀為頭痛較輕、伴有頭暈耳鳴、目眩、記憶減退以及腰痠遺精、多夢失眠、心悸氣短等，嚴重者會盜汗、低燒。舌質紅，脈象細數。

治療時以補益腎陰為主。藥方可選用六味地黃湯：取生地十克，雲苓十克，牡丹皮十克，山藥十克，山萸芋肉十克，澤瀉十克，放在一定比例的水中熬煮成汁服用。

在飲食上宜食用枸杞雞湯，取枸杞三十克、母雞一隻，按

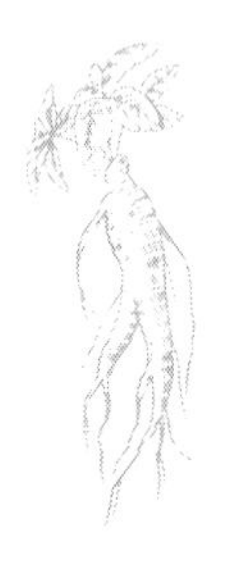

常法煮湯食用，每日兩次，適用於腎虛體虧的頭痛，其痛勢綿綿者。

痰濁蔽阻

痰濁蔽阻表現出的頭痛，症狀為頭痛昏蒙，胸脘滿悶，嘔惡痰涎，食慾不振，舌胖有齒痕，舌苔白膩，脈滑。

治療時以健脾化痰兼以除風為主。藥方可選用四君子湯：取黨參十克，白朮十克，茯苓十克，甘草六克，半夏十克，防風十克，放在一定比例的水中熬煮成汁服用。

在飲食上可食用竹筍粥：取熟冬筍一百克，豬肉末五十克，粳米一百克，麻油二十五克，熬粥食用，每日兩次，早晚空腹服食，其功效可以化痰祛風止痛。另外還可食用半夏山藥粥：取山藥三十克，清半夏三十克，熬粥食用，其功效可以燥溼化痰，降逆止嘔。橘紅糕：取橘紅十克，米粉五百克，白糖二百克，蒸製糕點食用，其功效可以燥溼化痰，理氣健脾。

瘀血

這種頭痛多有外傷史。其症狀為頭痛較劇烈、經常發作、治療比較困難。嚴重者伴有噁心嘔吐、心悸氣短、失眠、記憶減退等。舌質紫暗或有斑點，脈沉細或澀。

治療的時候以活血化瘀為主。藥方可選用通竅活血湯：取赤芍三克，川芎三克，桃仁九克，紅花九克，麝香〇．五克，老蔥三根（切碎），生薑九克（切碎），紅棗七枚，用黃酒兩百五十毫升，將前七味煎至一百五十毫升，去渣，將麝香入酒內，再煎二沸，臨臥服。

在飲食上可選用蔥薑炒螃蟹：取雄螃蟹五百克，乾蔥頭一白五十克，薑絲二十五克，豬油七十五克做菜，佐餐食用，其功效可活血化瘀，滋陰清熱。或者取川芎三到六克，紅花三克，茶葉三到六克做成川芎紅花茶飲，每日一劑，不限時飲用，也可活血化瘀，祛風止痛。

小提示

頭痛的日常預防

一、保持良好心態，避免惱怒。

二、保證充足的睡眠。

三、加強運動、預防感冒。

四、少吃辛辣上火食物，多喝水，避免因內熱過盛而導致頭痛。

五、對經常頭痛的人，尋找病因也很關鍵。

六、每天梳頭可以預防偏頭痛。

高血壓不僅僅要降壓

高血壓是體循環動脈血壓高於正常血壓的一種常見臨床綜合症。它本身不但是一種危害人類健康的主要疾病，而且還是腦中風、冠心病等嚴重心腦疾病的主要危險因素。

高血壓有繼發性與原發性之分。繼發性高血壓是由某些疾

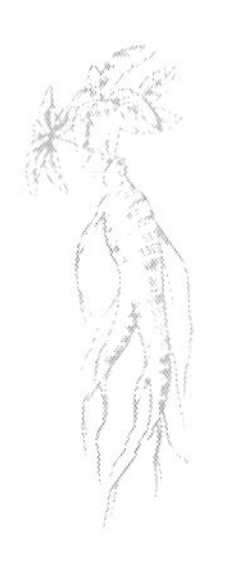

病，比如腎小球腎炎、妊娠中毒症、嗜鉻細胞瘤、主動脈狹窄等所引起的一種臨床表現，這些疾病一旦治癒，血壓就會恢復正常。原發性高血壓即通常所說的高血壓病，是指以持續性動脈血壓增高為主要臨床表現的一種全身性慢性血管性疾病，可引起血管、心、腦、腎等器官功能性或器質性改變。本病的發病率隨年齡增加而增高。其早期常無典型症狀，或僅表現為頭暈，頭痛，失眠，記憶力減退，乏力，煩悶。隨著病情的發展，可出現心、腦、腎等重要臟器的損害，如高血壓性心臟病、高血壓性腦病變、高血壓性腎病等。

中醫學認為，高血壓的發生常與情志失調、飲食不加節制、內傷虛損等因素有關。根據其症狀主要分為肝陽上亢、肝腎陰虛、痰濁內阻、陰陽兩虛、氣血上逆等症型。

肝陽上亢型

肝陽上亢型高血壓的症狀表現為頭暈脹痛，煩躁易怒，目眩耳鳴，面赤升火，口苦口乾，夜眠不安，舌紅苔黃，脈弦數有力。

此種症型多見於高血壓早期，在在治療的時候以清熱解毒，平肝降壓為主。藥方可選選用天麻鉤藤飲，處方用天麻、鉤藤、石決明、夏枯草、生地黃、羚羊角粉等。在中成藥中可選安宮降壓丸、降壓避風片、複方羚角降壓片、降壓靈片、降壓袋泡茶、降壓丸、羅布麻降壓片、山綠茶降壓片、腦立清等，這些中成藥都有清肝瀉熱、平肝潛陽的功效。

降壓的食療方法有很多，對於肝陽上亢型高血壓來說可選鮮芹菜汁、芹菜翠衣炒鱔片、芹菜涼拌海帶、菊花粥、桑菊飲、金銀山楂茶、枸杞桑菊飲、山楂降壓湯等。

肝腎陰虛型

肝腎陰虛型高血壓的症狀表現為頭暈頭痛，耳鳴，失眠健忘，心悸乏力，口乾舌燥，兩目乾澀，手足心熱，腰痠腿軟，舌質紅，苔少，脈細弦或細數。

此種症型相當於高血壓病的第二期，已有器官損傷，但其功能尚可代償階段，多見於急性復發或激素用藥過久者。在治療的時候以育陰潛陽為主。藥方可用杞菊地黃丸，處方用北沙參、生地、白芍、枸杞子、菊花、熟地黃、山萸肉、澤瀉、棗仁、杜仲等。在中成藥中可選山楂降壓片，其功用滋陰平肝，主治陰虛陽亢型高血壓，眩暈耳鳴、煩躁失眠、腰膝痠軟、四肢麻木，但胃酸過多者不宜服用。或選六味地黃丸，其功用滋補肝腎，對於肝腎陰虛型的高血壓有一定療效。還有牛黃降壓丸，具有清心化痰，鎮靜降壓的作用，用於陰虛陽亢型高血壓引起的頭眩目暈、心煩易怒、心悸失眠等，服之血壓下降緩漫，長期服用無不良反應。

在食療上本著滋補肝腎；養陰清熱的原則，可選用核桃桃仁糊：取核桃肉七百五十克，桃仁兩百五十克，紅糖一公斤，

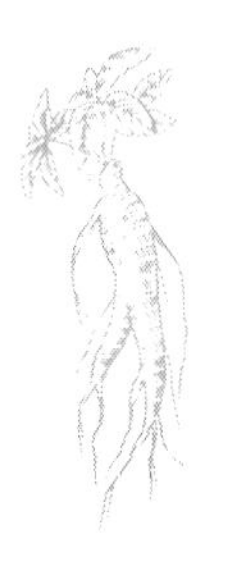

搗成糊狀，每日用溫開水送服。適用於高血壓的頭暈目眩，心煩噁心，走路時頭重腳輕，甚至昏倒。或選用銀耳赤蓮湯：取銀耳、赤小豆、蓮子肉各十克，同放於砂鍋中，注入清水四百毫升，用大火燒開後，加入冰糖，轉用小火燉至酥爛，分兩次食用，適用於高血壓，動脈硬化，神經衰弱。還可選銀耳杜仲羹：取杜仲十五克，水煎兩次，每次用水二百毫升，煎半小時，兩次混合，去渣留汁於鍋中，加入銀耳十克，加熱煎至即將酥爛時，下冰糖，煎至冰糖溶化，分一道兩次趁熱服用，適用於肝腎陰虛型高血壓，頭痛眩暈，腰膝痠軟。

痰濁內阻型

痰濁內阻型高血壓的症狀表現為眩暈頭痛，頭目昏蒙，胸脘滿悶，消化不良，食慾不振，噁心，肢體困重，體倦嗜睡，口多痰涎，舌胖質淡，苔白膩，脈弦滑。

此症型相當於高血壓病合併腦血栓形成。在治療的時候以熄風化痰為主。藥方可選滌痰湯或半夏白朮天麻湯，其中滌痰湯的配方為藥用茯苓、人參、甘草、橘紅、膽星、半夏、竹茹、枳實、菖蒲等，半夏白朮天麻湯藥用黃柏〇．六克，乾薑〇．九克，天麻、蒼朮、白茯苓、黃耆、澤瀉、人參各一．五克，白朮、神麴各三克，法半夏、麥芽、陳皮各一．五克。

這種症型高血壓的食療原則是理氣化痰，升清降濁。可選三鮮茶：取鮮荷葉、鮮藿香、鮮佩蘭葉各十克，洗淨、切碎，用滾開水沖泡或稍煮，每日一劑，代替茶飲用。或選用菊槐茶：取菊花、槐花、綠茶各三克，放入瓷杯中，以沸水沖泡，密蓋浸泡五分鐘，不拘時飲服。

陰陽兩虛型

陰陽兩虛型高血壓的症狀表現為頭昏眼花，面白無光澤，心悸氣短，腰膝無力，夜頻尿多，臉部或下肢浮腫，舌質淡嫩，苔薄，脈虛弦。

此型相當於高血壓病的第三期損傷的器官功能已失代償階段。治療時以育陰和陽為主。藥方可選金匱腎氣丸，藥用地黃、山藥、山茱萸、茯苓、牡丹皮、澤瀉、桂枝、附子、牛膝、車前子等。

在食療上以調補陰陽為主，可選核桃糯米粥：取核桃仁三十克，糯米一百克，將核桃仁打碎，糯米洗淨，加清水適量煮成稀粥，加少許糖調味，每日早晨空腹頓服。

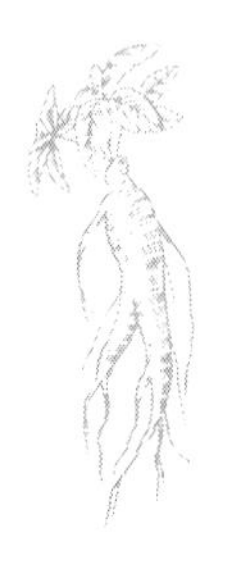

小提示

高血壓的日常預防

一、合理膳食

二、適量運動

三、戒菸限酒

四、心理平衡

五、自我管理

六、按時就醫

冠心病需對症調養

冠心病是冠狀動脈粥樣硬化性心臟病的簡稱，或稱缺血性心臟病。人體中的冠狀動脈供應心臟自身血液，如果發生嚴重粥樣硬化或痙攣，使冠狀動脈狹窄或閉塞，會導致心肌缺血、缺氧。冠心病由於發病率高，死亡率高，嚴重危害著人類的身體健康，從而被稱作是「人類的第一殺手」

冠心病的主要症狀表現為心前區常發生疼痛或壓榨感，疼痛可向左肩或左上肢前內側放射，多伴有臉色蒼白，胸悶憋氣，呼吸困難等症狀，一般歷時一到五分鐘，休息或含服硝化甘油可迅速緩解。常因勞累、情緒激動、受寒、飽餐、吸菸等因素而誘發。根據冠狀動脈硬化的程度和臨床表現，臨床分為隱性冠心病、心絞痛、心肌梗塞、心律不整及心臟衰竭五種類型。

中醫學認為冠心病的發生多與寒邪內侵、飲食不當、情志失調、年老體虛等因素有關。發作期應及時搶救治療，緩解期可酌情選用食療進行調養，以減少發作。臨床辨證主要分為寒凝氣滯、痰瘀閉阻、氣陰兩虛、氣滯血瘀、氣血不足等症型。

寒凝氣滯型

寒凝氣滯型冠心病症狀表現為心胸疼痛，每每於受寒後誘發，氣短，胸悶，甚則胸痛徹背，背痛徹心，畏寒臉色發青，手足不溫，苔白或滑膩或暗紅，脈緊。

此種症型的冠心病在治療的時候以溫經散寒，宜痺通陽為主。藥方可選瓜蔞薤白湯加減治療：取瓜蔞殼十六克，枳實十二克，檀香七克，丹參二十五克，製附子十二克，桂枝十二克，薤白十二克，痛甚者可加烏頭十二克（先煎）。

食療可選三七豬心：取三七粉四克，豬心二百克，水發木耳二克，蛋清五十克，將豬心切成薄片，用蛋清、食鹽、胡椒粉、澱粉上漿，再把三七粉、紹酒、醬油、白糖、味精、生薑末加水兌成滷汁，鍋內放油適量，燒至四、五成熱，把豬心片放入油中滑開，倒入漏勺內備用，在原鍋內放薑末少許，待炒出味後，把滑好的豬心片和木耳倒人，翻炒幾下，再加滷汁炒勻煮沸，淋入香油即成。可佐餐食用，其功效益氣養血，活血化瘀。

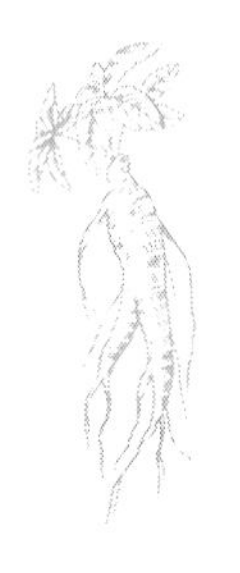

痰瘀閉阻型

痰瘀閉阻型冠心病症狀表現為胸悶窒痛，或輕或重，如刺如絞，痛有定處，體型肥胖，身重乏力，脘痞嘔惡，舌質暗紅，苔膩或垢濁，脈澀或弦滑。

此種症型的冠心病在治療的時候以通陽泄濁，化痰益氣為主。在食療上可選瓜葛紅花酒：取瓜蔞皮二十五克，葛根二十五克，紅花十五克，玄胡二十克，桃仁二十克，丹參三十克，檀香十五克，加入高粱酒八百到一千毫升泡一個月，每日晚上服用，每次十毫升，同時用此酒擦膻中穴一次，連用七到十日，其功效可以化痰驅瘀，通絡定痛。或選瓜蔞薤白茶：取瓜蔞仁、薤白各八十克，半夏四十克，研成粗末，每次取二十到四十克，放入熱水瓶中，沖入半瓶沸水、十毫升紹興黃酒，蓋上悶十到二十分鐘後，即可飲用，每日一劑，代茶飲服，一日內飲完，連服數日，其功效可以寬胸化痰，通陽散瘀。

氣陰兩虛型

氣陰兩虛型冠心病症狀表現為心悸心痛，氣短自汗，頭暈頭痛，心煩不寐，口乾少津，舌紅苔少，脈弦細無力或結止不行。

治療此種症型冠心病以益氣養陰，養心安神為主。在食療上可選雞絲燴豌豆：取雞肉一百克，嫩豌豆一百五十克，將雞肉切成細絲，用料酒、蔥、薑、鹽少許調汁浸泡，澱粉加水調汁待用。把豌豆剝好洗淨，將油加熱，放入鹽，倒入豌豆略炒，再把雞絲倒入，急炒幾下，加肉湯或開水五十到一百毫升燜燒十五分鐘，再加入澱粉汁，燴熟即成。或選用黃精玉竹牛肉湯：取牛腿精肉五白克；黃精三十克，玉竹十五克，龍眼肉十五克，生薑四片，將黃精、玉竹、龍眼肉洗淨；牛腿精肉也洗淨，切塊，並用開水川燙去膻味。把全部用料一齊放入鍋內，加清水適量，武火煮沸後，轉文火煮二到三小時後，調味即可。

氣滯血瘀型

氣滯血瘀型冠心病症狀表現為胸部悶痛、刺痛，痛有定處，心煩不安。或時有心悸不寧，兩脅脹滿，喜嘆息。舌質紫暗，脈細澀或結止不行。

在治療時以行氣活血，通脈止痛為主。藥方可選血府逐瘀湯加減治療：藥用桃仁十二克，紅花七克，當歸十二克，川芎十二克，赤芍十六克，枳殼十二克，桔梗十二克，炙甘草七克，生地二十五克，檀香七克，薤白十二克，川牛膝十二克。若痛甚可加乳香十二克，沒藥十二克，五靈脂十二克。

在食療上可選三仁粥：取桃仁、棗仁、柏子仁各十克，粳米六十克，白糖十五克。做法：將桃仁、棗仁、柏子仁打碎，加水適量，置武火煮沸三十到四十分鐘，濾渣取汁，將粳米淘淨入鍋，倒入藥汁，武火燒沸，文火熬成粥。其功效可活血化

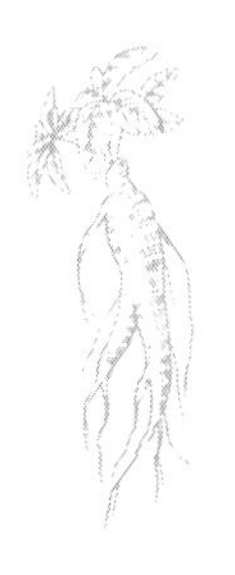

瘀，養心安神。

氣血不足證型

氣血不足證型冠心病症狀表現為胸悶，心前區隱痛，心悸氣短，體倦自汗，少氣懶言，動則尤甚，臉色少華，進食不香。舌淡胖或有瘀斑，脈細弱或有結止不行。

此種症型冠心病在治療上以益氣補血為主。食療可選黨參泥鰍湯：取活泥鰍一百克，黨參二十克，將泥鰍去頭尾洗淨，加少許鹽及薑醃漬十五分鐘。鍋內放油燒至七成熱，放

入泥鰍炒至半熟，再加黨參、清湯適量，同燉至熟爛，最後加入薑末、鹽、蔥花、味精調味即可，其功效可益氣扶陽，健脾利溼。或選用靈芝三七山楂飲：取靈芝三十克，三七粉四克，山楂汁二百毫升，先將靈芝放入砂鍋中，加適量清水，微火煎熬一小時，取汁，加入三七粉和山楂汁即成，每日一劑，早晚各一次，服用前搖勻，其功效可益氣活血，通脈止痛。人參銀耳湯：取人參五克，銀耳十到十五克，將銀耳用溫水浸泡十二小時後洗淨。人參去頭，切成薄片，放入砂鍋中，用文火煮熬二小時，再加入銀耳熬一小時即可。每日一劑，飲湯吃銀耳，分兩次吃完，連吃十到十五日。其功效可益氣補血，生津寧神。

小提示

冠心病的日常預防

一、預防和控制高血壓。

二、低鹽低脂飲食。

三、不抽菸。

四、適當節制飲食，控制體重，多參與體力工作和體育活動。

五、生活起居要有規律，保證充足睡眠，保持心情愉快，避免情緒激動。

六、定期到醫院檢查，如果患有高脂血症、糖尿病要及早治療。

糖尿病已成為慢性病

糖尿病是由於體內胰島素絕對或相對不足而引起的以血糖代謝紊亂為主的全身性疾病。臨床典型病例可出現多尿、多飲、多食、消瘦等表現，即「三多一少」的症狀，此外可伴有皮膚搔癢，易生癰、癤等。實驗室檢查以高血糖、糖尿、葡萄糖耐量降低及胰島素釋放試驗異常為特徵。長期發展的話可影響臟器的功能而引發多種併發症。

糖尿病是最常見的慢性病之一。隨著人們生活水準的提高，人口老齡化以及肥胖發生率的增加，糖尿病的發病率呈逐年上升的趨勢，其中以老年人發病率較高。

中醫認為引起本病的原因主要有身體陰虛，飲食不加節

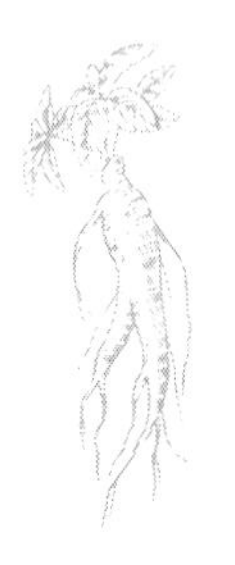

制，或情志失調，勞慾過度等，以致肺燥胃熱，腎陰虧損轉為消渴。根據其症狀分為燥火傷肺、胃燥津傷、肝腎陰虛、陰陽兩虛等症型。

燥火傷肺型

燥火傷肺型糖尿病症狀表現為口渴，隨飲隨渴，頻尿，尿量多。舌紅少津，苔薄乏津，脈洪或數。

在治療此類型糖尿病時應以清熱潤肺、生津止渴為主，可選用《丹溪心法》中的消渴方，取生地、花粉各十八克，黃連、荷梗各十克，沙參、麥門冬各十五克，藕汁、薑汁、蜂蜜各適量，每日一劑，用水煎服。也可選用玉泉丸，藥用人參十克，黃耆二十五克，花粉、葛根、麥門冬、茯苓各十五克，炙甘草六克，此藥適用於肺熱津傷而致氣陰兩虧者。如果患者肺熱熾盛則可選用具有清熱瀉火、益氣生津功效的白虎湯加人參湯，藥用石膏三十克，知母九克，粳米十五克，炙甘草三克，人參、黃連各六克。當患者煩渴的症狀減輕時可繼續服用消渴方進行治療。

在食療上可選菠菜銀耳湯：取菠菜根一百克，銀耳十克，放在水中熬煮成汁服食，每日一到兩次，佐餐食用。可連服三到四週，其功效可滋陰潤燥，生津止渴。也可選用玉竹粥：取玉竹十五到二十克，粳米一百克，冰糖少許，熬粥早晚食用，五到十日為一個療程，其功效可滋陰潤肺，生津止渴。還可選用蚌肉苦瓜湯，取苦瓜兩百五十克，蚌（蛤蜊）肉一百克，加適量清水煮湯，熟後調味佐餐食用，其功效可清熱解毒，除煩止渴。

胃燥津傷型

胃燥津傷型糖尿病症狀表現為多食易飢易渴，體型消瘦，煩熱汗出，大便乾燥，喜飲頻尿。舌紅苔黃少津，脈滑有力。

在治療此類型糖尿病時應以清胃瀉火、養陰增液為主，可選用《景岳全書》中的玉女煎，藥用石膏三十克，熟地黃二十四克，麥門冬、牛膝各九克，知母、黃連、梔子各六克，每日一劑（病情嚴重者可每日服二劑），放在一定比例的水中熬煮成汁服用。患者若大便燥結嚴重者可加玄參十克，大黃六克（最後下鍋）。也可選七味白朮散，此藥具有健脾益氣、生津止渴之功效，適用於口渴多飲、多食、便溏，或食少、精神不振、四肢乏力、舌淡苔白而乾、脈弱的患者，藥方為藥用人參、白朮、茯苓各十克，葛根十五克，木香、炙甘草、藿香各六克。

在食療時可選山藥麵，其配方為麵粉兩百五十克，山藥粉一百克，黃豆粉十克，雞蛋一枚，做成麵條煮熟食用，每日一到兩次，可連服三到四週，其功效可健脾補肺，固腎益精。或選用百合枇杷藕羹，其配方為鮮百合三十克，枇杷三十克，鮮藕十克，桂花二克，加水同煮，熟時調入桂花，可當作早晚餐或作點心食用，其功效可清熱潤肺，生津止渴。也可選用葛根

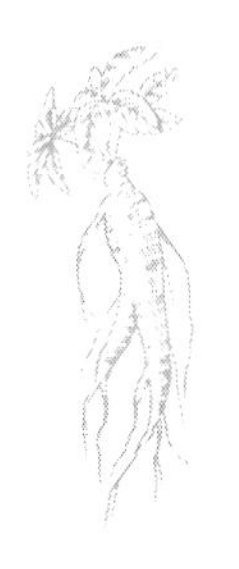

粉粥，其配方為葛根粉三十克，粳米一百克，熬粥早晚服用，可連服三到四週，功可清熱生津，除煩止渴。

肝腎陰虛型

肝腎陰虛型糖尿病症狀表現為頻尿量多，尿如脂膏，口乾唇燥不多飲，體型虛弱，腰膝無力。舌紅少苔，脈沉細數。

在治療此類型糖尿病時應以養陰益氣，滋補肝腎為主，藥方可選用杞菊地黃丸，其處方為枸杞子，菊花，炙山茱萸，牡丹皮，山藥，茯苓，澤瀉，熟地黃。

食療時可選一品山藥餅，其配方為山藥五百克，麵粉一百五十克，核桃仁、什錦果料、蜂蜜、豬油、水澱粉各適量，製作時將山藥去皮蒸熟，加麵粉揉合，做成圓餅狀，擺上核桃仁、什錦果料，蒸二十分鐘。蜂蜜、豬油加熱後，用水澱粉勾芡，再澆在圓餅上即成，可作點心服食，連吃三到四週，可滋陰補腎。或選用鱉魚滋腎湯，其配方為鱉魚一隻（五百克左右），枸杞子三十克，熟地黃十五克。製作時將鱉魚切塊，加枸杞、地黃、料酒和清水適量，先用武火燒開後改用文火煨燉至肉熟透即可，佐餐食用或單食，功可滋補肝腎，滋陰養血。還可選用山藥玉竹鴿肉湯，其配方為白鴿一隻，淮山藥三十克，玉竹二十克。製作時將白鴿洗淨入鍋，加山藥、玉竹、清水適量，煮至鴿肉爛熟後，放入食鹽、味精調味即可，每日一次，食肉喝湯，可常食用，其功效可養陰益氣，滋補肝腎。

陰陽兩虛型

陰陽兩虛型糖尿病症狀表現為小便頻數；混濁如膏，甚或小便無度，尿量多於所飲，臉色黧黑，耳輪焦乾，腰膝痠軟，形寒畏冷。舌淡少苔，脈沉細無力。

陰陽兩虛型多見於糖尿病合併症中後期，尤以糖尿病腎病最為多見。此類型的糖尿病在治療時應以育陰溫陽，補腎活血為主，藥方可選金匱腎氣丸合水陸二仙丹，藥用熟地黃十五克，山藥十五克，山萸肉十二克，澤瀉十五克，豬苓各十五克，芡實十五克，金櫻子十五克，桂枝六克，附片八克，丹參三十克，葛根十五克。

食療時可選用人參雞蛋清：取人參六克，雞蛋一個，將人參研末，與雞蛋清調勻，服用即可，每日一次，佐餐食用，可益氣養陰，止消渴。或選用蠶蛹粥：取帶繭蠶蛹十個，白米適量，用帶繭蠶蛹放在一定比例的水中熬煮成汁，取汁去繭，然後加入大米一起煮成粥，可作早晚餐服食。其功效可益腎補虛，並可止渴。

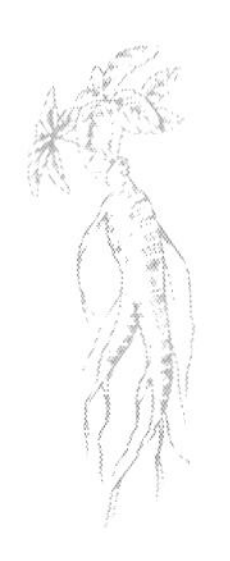

小提示

糖尿病的日常預防

一、情緒樂觀，避免情緒過激或精神緊張。

二、堅持勞逸結合。

三、避免過度疲勞和精神緊張的活動。

四、控制飲食，保持標準體重。

五、忌食辛辣甜膩食物及菸酒，節制房事。

六、提高抗病能力。

七、服用降血糖藥物時，及時掌握血糖下降情況，調整藥量，以避免低血糖反應。

講座六：

病同時不同——
不同季節的同病不同醫

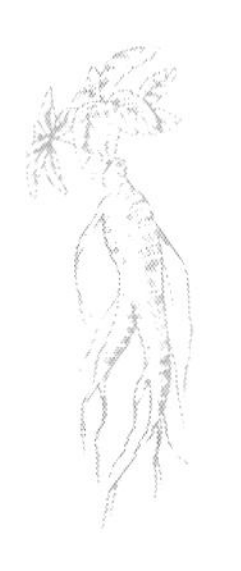

中醫提倡因時醫病

中醫養生智慧：因時制宜

人體對四季氣候的變化有著明顯的反應，四季的更替直接影響著人的生命活動，使人體陰陽隨之發生相應的變化，從而影響人體生理時鐘的運轉，這和常見季節病的消長有著關聯性。

早在《黃帝內經》中就對人體疾病的病理變化與四時變化的關係，做了很詳盡的闡釋。《素問．金匱真言論篇》中論述：「東風生於春，病在肝，俞在頸項；南風生於夏，病在心，俞在胸脇；西風生於秋，病在肺，俞在肩背；北風生於冬，病在腎，俞在腰股；中央為土，病在脾，俞在脊。故春氣者病在頭，夏氣者病在藏，秋氣者病在肩背，冬氣者病在四支。故春善病鼽衄，仲夏善病胸脇，長夏善病洞泄寒中，秋善病風瘧，冬善病痺厥。故冬不按蹻，春不鼽衄，春不病頸項，仲夏不病胸脇，長夏不病洞泄寒中，秋不病風瘧，冬不病痺厥飧泄，而汗出也。夫精者身之本也。故藏於精者春不病溫。夏暑汗不出者，秋成風瘧。此平人脈法也。」

這就是說，四季變化影響著疾病的發生，從而使疾病表現出季節多發性和時令流行性。

因此《素問．五常政大論》認為「聖人治病，必知天之陰陽，四時之經紀，……」因此，當代我們談保健養生，需要順應四時，要「因天時而調氣血也」。

四季變遷，疾病當因時而治

四季寒溫的變化直接影響著人體陰陽的消長及疾病的病情變化。通常疾病在春夏季節因陽長而易於熱化，在秋冬季節則因陰長而易於寒化，因此按照四時的特點，在防治疾病時，就要有「熱化」和「寒化」的區別論治，《內經》有「熱無犯熱，寒無犯寒」的理論，以及「用寒遠寒，，用涼遠涼，用溫遠溫，用熱遠熱」等治療原則。

同時，中醫保健養生還主張：寒涼之氣主令之時，當慎用寒涼性藥物；溫熱之氣主令之時，則當慎用溫熱性藥物。這都在告訴我們：疾病應按照四季人體的變化而分別論治。

《素問・四氣調神大論》提出了「春夏養陽，秋冬養陰」的原則，這在疾病的治療中具有很重要的指導意義。比如陽虛之人可在春、夏季服用助陽藥，這主要是為了借助春夏人體陽氣的「旺盛」而增強溫陽的效果；與此同理，陰虛之人可在秋冬之時服用滋陰劑，以借助人體陰氣欲旺之勢來很好的進行滋陰。

因此，順應四時防治疾病，是養生保健的一種重要方法。一年中每個季節各有特點，因此易感染疾病也有所不同，這就是說，許多病變的發生，與四季氣候的變化有著密切的關聯，從而形成了一年四季發病的客觀規律，掌握這些因季節而發病的規律，對於我們防治疾病有著重要的意義。

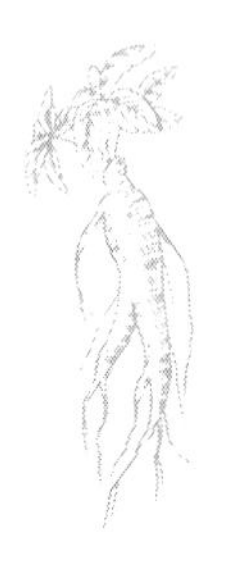

小提示

「春夏養陽，秋冬養陰」是經典的養生原則，其原意為順應春生、夏長、秋收、冬藏的季節變化，透過情志與起居調攝，例如，在春季應早睡早起，舒暢情志，「生而勿殺，予而勿奪，賞而勿罰，此春氣之應，養生之道也。」以順應自然界的生發之氣等。

春季多發病的防治養生

中醫學認為，春季的氣候特徵是以風氣為主令，而風邪既可以單獨作為致病因素，也常與其他邪氣兼夾為病。

《黃帝內經》說：「風者，百病之始也。」當風邪侵襲人體之後，一般會產生下述病理變化：

一是傷人上部，如傷風感冒中常見的頭頸疼痛、鼻塞、流鼻涕、咽喉疼癢等症狀。

二是病變範圍廣，風邪變化無定，上下竄擾，逆上可直達額頂，犯下可侵害腰膝脛腓；

三是「風勝則動」，其症以動為特點，故凡見肢體運動異常，如抽搐、痙攣、顫抖、蠕動，甚至角弓反張、頸項僵直等症往往責之於風，而列為風病。

四是兼雜為病，即風邪常與其他邪氣合併侵入人體。風邪常與溼邪一起侵襲脾土，往往可見消化不良、腹脹、腹瀉等脾胃受損的症狀，如果與熱結合則為風熱，與寒結合則為風寒，或風寒溼三氣雜至而侵襲人體，即人們常說的風熱外感、風寒外感、風溼痺痛等。此外，風還可與體內之病理產物如痰相結合而成風痰，風痰上犯又可引起種種病症。

因此春季一定要重視防範溫病雜病的侵擾，以增強保健養生效果，達到祛病強身的目的。

當心春季患麻疹

麻疹是由麻疹病毒引起的急性呼吸道傳染病，一年四季均可發生，但以早春季節為主要發病時期。麻疹的傳染性極強，族群普遍易感染，但發病多以小兒為主，尤其是五歲以下兒童。理論上一個人一生只出一次麻疹，通常患者痊癒後可獲得終身免疫。

中醫認為，麻疹是由感受麻毒時邪所致。邪毒主要發於脾、肺兩經。臨床上可分為初熱期、見形期和恢復期。

初熱期。因麻毒犯肺，症狀有發燒，微畏寒，鼻塞，流鼻涕，目赤流淚，咳嗽，兩頰內出現麻疹黏膜斑，小便短黃，舌苔薄白或薄黃，脈浮數，指紋紅赤而浮露。治宜辛涼透表，方用宣毒發表湯等。

見形期。因麻毒外透，證見發燒，煩渴，咳嗽，目赤，皮疹從頭臉，繼而胸腹、四肢遍出，最後見於手、足心，疹色鮮

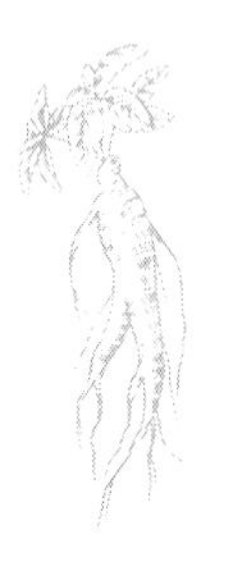

紅或暗紅，觸之粗糙，舌紅苔黃厚，脈洪數，指紋紫滯。治宜清熱解毒透疹，方用清解透表湯。

恢復期。證見疹點出齊，熱退氣陰兩傷，皮疹漸退，皮膚呈麥糠狀脫屑，留有疹痕，發燒漸退，聲音嘶啞，舌紅少津。治宜養陰益氣，方用沙參麥門冬湯等。

麻疹的傳染性很強，病人是傳染的唯一途徑，從潛伏期末兩日直到出疹五日內，都有可能傳染給人，以出疹前傳染性最為強烈。主要傳染途徑是透過呼吸道飛沫傳染。當病人說話、咳嗽、打噴嚏或哭叫時，麻疹病毒都可能隨著飛沫噴射飄浮在空氣中，如果被易感染的兒童吸入，就會被傳染。同時，眼淚、痰及大小便中的麻疹病毒都會污染手帕、毛巾、玩具、衣服和床被等，如果易感染兒童接觸上述物品，都會被傳染。

有句話說麻疹「燒三天、出三天、回四天」，這在說明麻疹整個病程的特點。一般麻疹的退疹的順序依照出疹順序的反向進行，這就是說：後出的先退，先出的後退。疹退後可能會留下棕色色素沉著，並伴有麥糠樣脫屑。

成人也要當心春季麻疹

人們經常說春季兒童要當心罹患麻疹，這不僅是因為春季是麻疹的高發時期，而且麻疹是春季一種常見的傳染病。那麼成年人會不會在春季染上麻疹呢？答案是肯定的。

雖然理論上一個人一生只得一次麻疹，但是事實上也有很少一部分人會得第二次，只是這種情況極為少見。一般成人患麻疹病的主要原因有：

1. 以前從沒有得過此病，不小心與麻疹病人接觸，被傳染麻疹。
2. 部分病人大多是因為兒時雖然已注射了疫苗，但十幾年後他們過去注射的疫苗效力已經是「強弩之末」，因此又被再次傳染了。
3. 一些年輕人因為以前沒接種過麻疹疫苗，加上成長過程中沒染過此類疾病，對這些病毒沒有抵抗力。
4. 成人會出麻疹與人體的免疫力下降並無多大關係，主要是與抗體有關。

一般來說，成年人患麻疹後症狀會比兒童嚴重得多，同時併發症也較多，除了常見的肺炎、喉炎外，還尤其容易出現肝損傷。也因此，成年人患麻疹更容易被誤診。

出麻疹別盲目退燒

一般來說，很多人在春季得到了麻疹，首先想到的就是趕緊退燒。但是專家提醒，目前很多患兒家長及成年患者對麻疹存在著諸多的錯誤觀念，麻疹患者急於降溫退燒並不正確。

不論兒童還是成人患者，在臨床上常有相同的症狀：發燒、流鼻涕、流淚、咳嗽等症狀，且發燒持續不退，四到五天後耳後開始出現紅色斑丘疹，繼而擴散至面部、軀幹、四肢、足心、手心等部位，約四到五天疹子出齊，體溫開始下降。

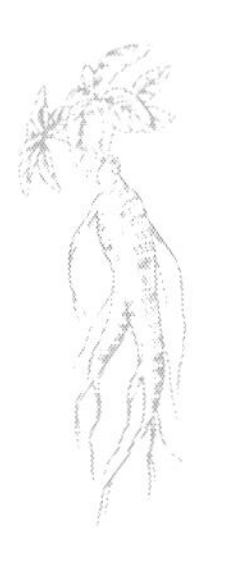

由於麻疹的出疹時期有四到五天，因此很多患兒家長和成年患者認為應該先退燒降溫才對。事實上，他們對麻疹仍存在著很多錯誤的認識，如缺乏早期發現與識別該病的能力，以致濫用藥物延誤治療；甚至還急於退燒，造成病程延長甚至導致併發症等。

罹患麻疹應做到早診斷、早治療，這十分關鍵。但是要記得：麻疹患者急於降溫退燒的做法不利於皮疹透發，從而容易使病程延長，增加罹患麻疹肺炎的危險，因此患了麻疹，要盡量讓麻疹出透、出齊。但這並不是說患了麻疹不能用退燒藥，對於用不用退燒，需要如何治療，還需要在醫生的指點下用藥就診。

此外值得注意的一點是：與麻疹患者接觸的族群，需要注意防寒保暖，並且要保持室內空氣流通，同時要注意個人衛生，並要適當運動增加免疫力，避免交叉感染。

麻疹的食療方案

疹前期：

銀翹散：金銀花九克、連翹九克、苦桔梗六克、薄荷六克、竹葉四克、生甘草五克、荊芥穗五克、淡豆豉五克、牛蒡子九克、蘆根三十克。

出疹期：

清解透表湯：桑葉十五克、菊花十五克、金銀花十五克、連翹十五克、大力子十五克、葛根二十克、紫草十五克、牡丹皮十五克。

恢復期：

沙參麥門冬湯：沙參二十五克、麥門冬十五克、花粉十五克、玉竹十五克、桑葉十五克、扁豆十五克、甘草十克。

小提示

罹患麻疹之後，要注意小心護理，減少併發症。

一、臥室空氣要流通，不可直接吹風受寒和過強的陽光刺激。

二、口腔、鼻孔、眼睛要經常保持清潔。

三、多喝水，補足水分，出疹期發燒時，不可將體溫突然降低。

四、多吃清淡、容易消化的食物，飲食以半流質為宜，忌食油膩，辛辣厚味的食物。

春季易多出水痘

水痘是由皰疹病毒引起的急性傳染病，臨床以發燒，皮膚分批出現斑疹、丘疹、水皰為特徵，皰疹明亮，呈橢圓形，故而得名「水痘」。

水痘的傳染性極強，易感染兒童發病率可達百分之九十五，並且很容易造成流行，水痘一年四季都會發生，但是

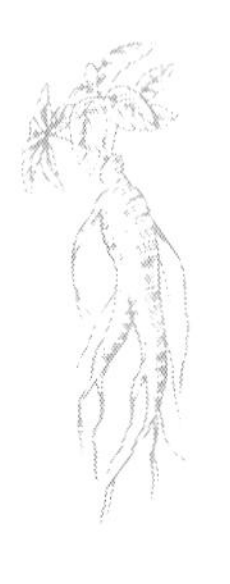

以春季最為常見，兒童時期任何年齡皆可發病，一到六歲小兒最為多見。本病中醫又稱「水花」、「水皰」、「水赤痘」。

雖然水痘的傳染性極強，但是出水痘前會有先兆，我們可以做如下的辨識：

一、患兒在二到三週前曾與水痘患兒或患帶狀皰疹者接觸。

二、初期發燒，流鼻涕，咳嗽。一到兩天內，臉部與軀幹四肢出現紅色斑疹、丘疹，並且很快變為皰疹，呈橢圓形，外周有紅暈，皰壁較薄易破，呈向心性分布，軀幹多，四肢頭臉部少。或是身體某一部位同時見斑疹、丘疹、皰疹與結痂，皮疹分批出現，常伴有搔癢。一週內結痂，半個月左右痂蓋脫盡。

水痘一般病情較輕，通常可分出血性、進行性、彌漫性水痘，新生兒感染水痘則死亡率高，孕婦在妊娠早期患有水痘，可使胎兒患上先天性水痘，導致身體發育和智力發育異常。水痘在發病過程中，可併發繼發性皮膚細菌感染、腦炎、肺炎或其它併發症。

中醫對水痘的認識

中醫認為，水痘多因外感水痘時邪病毒，內蘊溼熱所致。水痘時邪病毒從患者的口鼻而入，邪犯肺衛，蘊於肺脾，從而使熱毒化火，內竄厥陰，則可引動肝風，內閉心竅。

中醫根據水痘病情的輕重，將水痘分以下兩種類型：

風熱夾溼症狀：

發燒輕微，咳嗽流鼻涕，消化不良、食慾不振，痘疹紅潤，皰漿清亮，疹點稀疏，皮疹稍癢，二便調和，苔薄白，脈浮數。

證候分析：這就是當感染水痘時邪病毒時，傷於肺衛，肺失清宣，故發燒，咳嗽，流鼻涕。時邪內犯脾胃，運化失健，因此進食減少。正氣抗邪外達，時邪夾溼透於肌表，故水痘顯露。苔薄白，脈浮數，這些都是風熱夾溼之象。

邪毒熾盛症狀：

高熱口渴，或煩躁不安，面紅目赤，痘大而密，根盤紅暈較為顯著，疹色紫暗，皰漿混濁，口、咽、眼亦出皰疹，大便乾燥，小便色黃，舌質紅絳，苔黃糙而乾，脈洪數。

證候分析：這就是水痘分布較密，高熱煩躁，面紅目赤，口內亦出皰疹，小便短黃等，這些症狀都是邪毒熱熾盛之證。同時，邪毒內犯，營熱內熾，故見疹色紫暗，皰漿晦濁。舌質紅絳，苔黃糙而乾，脈洪數，也是毒熱之象。

水痘的藥膳療養方

中醫認為治療以疏風清熱、解毒祛溼為主，以下為幾款飲食調養藥膳：

三豆湯：

先取黑豆、綠豆、紅豆各六十克（生用），甘草九十克。接

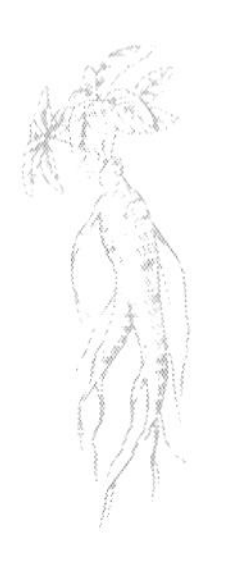

著用七百五十毫升的水煮沸後把甘草放入浸泡，等甘草汁冷卻後濾出甘草末，將綠豆放進甘草汁浸泡 6 至 8 小時，之後再加入紅豆和黑豆，再放入九百毫升的水一起煮，煮沸後轉小火再煮一小時，就可以熄火，等湯汁冷卻後過濾湯汁裝瓶備用。一人獨飲可喝三天，本藥膳適用於痘疹將發之際，服了以後能令痘多的人變少，少者變無或能使人終生不再出痘。

止癢藥方：

地膚子三十克，白鮮皮十五克，殭蠶十五克，荊芥穗十五克，茵陳十五克，敗醬草十五克，白芷九克，白礬九克，一起研為細末，擦於患處，每日兩到三次。

清營湯合清胃散：

生地十五克，金銀花十五克，牡丹皮十五克，麥門冬十二克，連翹十二克，當歸十二克，水牛角十克，丹參十克，玄參十克，黃連六克，加水煎服，每日一劑。

值得注意的一點是，遇到以下症狀，此藥方可以酌量加減，加減法如下：

對於疹色深紅者可加紫花地丁、紫草、山梔（梔子）清熱涼營；

對於陰津耗傷嚴重者，口乾燥者加花粉、麥門冬、蘆根等養陰生津；

對於牙根腫痛、口舌生瘡、大便乾燥者，可酌情加服適量硝黃粉或大黃、枳實等瀉火通腑。

小提示

水痘的預防原則

一、活性減毒水痘疫苗有較好保護作用。帶狀疱疹恢復期免疫球蛋白可用來被動免疫。

二、對患病者隔離到全部皮疹結痂為止，將居室消毒通風，將被褥用品煮沸、曝晒。

惹人心煩的春季花粉症

陽春三月，春光爛漫，鮮花怒放，萬紫千紅，但是在這美好的時光裡，春天花粉症也隨之而來，給人們帶來了不少麻煩。

花粉症是由植物花粉引起的過敏性疾病。每逢花開季節，空氣中花粉飄浮量驟增，由於花粉的顆粒較大，其直徑約為十二到六十微米，從而引起過敏體質的族群呼吸道、眼部和皮膚的一系列過敏反應，花粉過敏後主要表現為陣發性噴嚏、流鼻水和鼻塞、頭痛、流淚，狀如感冒。有的還伴有上腭、外耳道、鼻、眼等部位劇癢，皮膚也搔癢，並可出現局部或全身性的蕁麻疹。嚴重者可出現胸悶、憋氣、氣喘等。

春季是花粉症的高發季節，有過敏史者需要多加預防，春季花粉症的患者一般為青壯年，由於在發病前有一段致敏的時間，小兒花粉症到了四、五歲以後會逐漸增多。

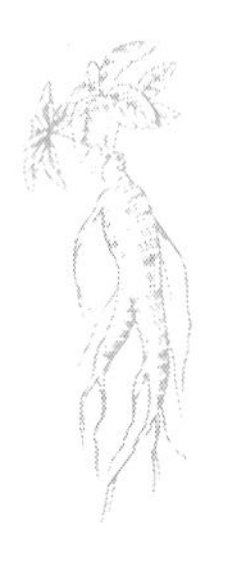

過敏的花粉知多少

同樣是享受美好春色，接觸花粉，為什麼有的人卻不會發生花粉過敏？這除了與花粉的接觸量有關外，還與個人的過敏體質有關。

引起過敏的花粉多是風媒花，有的來自草，有的來自樹，它們的外觀不美，有的還有氣囊，重量比較輕，數量卻較多，可隨風到處飄揚、授粉，易過敏體質的族群在這樣的環境中就容易發生花粉症。

事實上，引起春天花粉症的花粉主要是樹花粉，來自松、柏、杉、楊、柳、銀杏、泡桐等樹的花粉。同時，空氣中花粉的飄散量在有太陽、暖和的日子裡較多，陰雨天就會大大減少，在空氣中飄散的高峰時間大約為十到二十天。

遠離花草，小心被花粉「暗算」

陽春三月，過敏體質的族群外出，都很容易遭到花粉「暗算」。因此，每當春暖花開的時候，過敏體質的族群要記得遠離美好的「花香」哦。

每年三、四、五月是花粉爆發期，春天花粉量大體積小，在空氣中的含量高，有過敏史的人應少去花草樹木茂盛的地方，實際上，不光是花花草草有「花粉」，春天裡到處飄飛的柳絮，也被稱為「花粉」，在致敏花粉飄散的季節，有過敏史的人，應盡量少去花草樹木茂盛的地方，更不要隨便去聞花草。

不然容易出現花粉過敏症，建議外出要做相應的措施。

過敏族群在外出遊玩時，最好帶上脫敏藥物，如苯海拉明、氯雷他定等，若遇皮膚發癢、全身發燒、咳嗽、氣急時，應迅速離開此地，如果症狀較輕，可自行口服氯雷他定或氯苯那敏。如果皮膚出現紅斑、發癢等症狀時，最好及時就診，一旦出現氣喘症狀時也需要及時到醫院就診。

春季花粉症的防治

一旦發生了花粉過敏症，也不必太著急，因為春天的花粉症和夏秋的花粉症不一樣，這些樹花粉的致敏性比較弱一些，因此引起的症狀也不會太嚴重，十幾天就過去了。

對於過敏的族群，可以使用各種抗過敏藥物，如氯雷他定、賽庚啶等，可暫時控制發病。不過這裡要提醒一下，若要直接滴入鼻充血劑以減輕鼻塞，鼻充血劑只能短期應用，否則的話，五到十天就會引起藥物性鼻炎。這時每次滴藥後鼻塞只是暫時減輕，接著反而會加重，用時需要高度謹慎。

同時，色甘酸鈉或皮質激素滴鼻劑可減輕鼻症狀，發生效果的時間是在用藥一到二週以後，因此花粉過敏族群，不要幻想它們在用藥後立刻發生作用。此外，花粉過敏族群在每年的發病前一到二週用藥最好，這樣能夠起到預防的效果。

此外，在致敏花粉飄散的季節，因此易感染族群要盡可能呆在室內，並關閉窗戶可減少發病，如果能夠暫時避居它

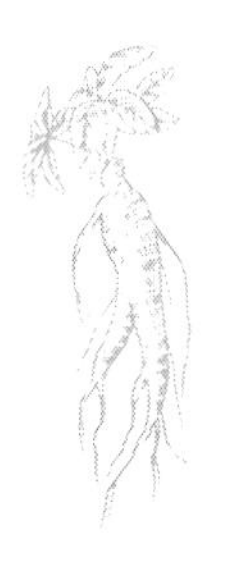

處更好。

小提示

雖然每到春天三到五月，空中紛紛揚揚的飄散著花絮，這時發生過敏的明顯增多，但從門診看來，很多人長期誤以為是感冒，延誤了診斷，從而未得到應有的治療。

夏季氣候與高發病

暑為夏季之主氣，為火熱之氣所化，獨發於夏季。夏季氣候性質以及致病的特點：

一、暑為陽邪，暑性升散，傷津耗氣。

暑系夏日火熱之氣所化，其性炎熱，故為陽邪，其性升散，容易耗氣傷津，這是它的病理特點。暑為陽邪，陽性升發，故暑邪易升易散。其侵犯人體，可致腠理開泄而多汗。汗出過多，易傷津液，津傷則口渴喜飲；大汗出往往氣隨津脫而氣虛。因此夏季，人受暑氣，多見身熱、多汗、心煩、口渴飲冷，脈洪數等症狀。

二、中醫認為，溼為陰邪，容易傷人體陽氣。

因其性重濁黏滯，因此容易阻遏氣機，病多纏綿難癒，這是溼邪的病理特徵。不但如此，溼邪也很容易傷脾陽，因為脾性喜燥而惡溼，一旦脾陽為溼邪所遏，就很容易導致脾氣不能正常運化而氣機不暢，臨床可見脘腹脹滿、食慾不振、大便稀溏、四肢不溫。特別是脾氣升降失司後，水液隨之滯留，於是常常形成水腫，目下成臥蠶狀。

三、中醫還認為，溼邪重濁，因此很容易外感溼邪後多有身重倦困、頭重如裹等症狀。

同時又由於溼邪黏滯，病損往往著而難易，如果其侵犯肌膚筋骨，每每既重且疲，固定一處，故有「著痺」之稱，一般來說，溼邪為病，病程較長，如溼溫病，常有如油入面難分難解之臨床特徵。

同時，風溼夾雜，侵犯肌膚、關節所形成的風溼痺症責往往反覆發作。內溼病常見其病理性產物多呈穢濁不潔之物，如皮膚病變之滲出液物，溼熱帶下之分泌物，質黏而腥臭。因此，人們常稱溼為「有形之邪」，其性穢濁。

因此，夏季除了防暑降溫，還要特別注意溼邪致病。

中暑多因感染暑邪

中暑是炎夏易發的疾病，最早期見《三因極一病證方論》。《金匱要略》中，把「中暑」稱「中蠍」，現代醫學中之熱射病、熱痙攣、日射病等，均屬本證範疇。

中暑先兆主要表現為：頭昏、眼花、胸悶、口渴、出汗、乏力、噁心、嘔吐、皮膚灼熱等。典型的症狀除了上述症狀加

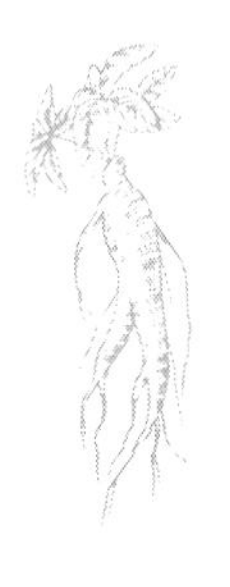

重以外，還會出現無汗、感覺全身發燒，神志恍惚，昏睡，行走或正在學習、工作時突然昏倒，重症病人多還會出現呼吸急促、肌肉痙攣，體溫高達四十攝氏度以上，如果不進行及時搶救，可能危及生命。

祖國醫學，根據中暑病情的進退，可辨為輕重二型。

輕證中暑

症見頭昏頭痛，胸悶嘔惡，高熱汗閉，煩躁不安，脈洪數，舌紅苔黃膩。

重證中暑

除上述見症外，如為暑熱蒙心，還可見神昏喘促，轉筋抽搐；如屬氣陰兩傷，則現臉色蒼白，汗出氣短。四肢厥冷，猝然昏迷，脈象虛細，舌質談白等症候。

當心，邪熱鬱蒸引發中暑

中暑的正式名稱是「熱中暑」，多因人體處於異常高溫狀態所致，所以中暑屬於環境傷害的一種。中醫認為，中暑是因身體正氣虛弱，再加上盛夏感受暑熱或暑溼穢濁之氣，從而使暑邪乘虛而入，邪熱鬱蒸，不得外泄，致使人體正氣進一步內耗，清竅被蒙，經氣厥逆，最終呈高熱神昏，甚至熱極動風之象。

根據中暑的病理特點，將中暑分為三種基本類型：

熱痙攣：是因人體電解質不平衡而產生部分肌肉抽筋（如小腿）；這時候，可以將病患容易出現抽筋現象，身邊的人必須採取逆抽筋方向進行處理。

熱衰竭：是由於持續處於電解質不平衡狀態，而導致身體虛弱、冒冷汗等；這時候，可將病人帶到陰涼處，擦乾身體，同時讓病人躺下休息，立刻補充含電解質的飲料。

熱中暑：是因熱衰竭持續進行，從而使得身體長時間處在高溫狀態，逐漸造成排汗困難，甚至休克。這時候，病人已呈現意識昏迷狀態，因此要馬上送往醫院，由醫生診治、給予降溫。

穴位按摩巧治輕度中暑

穴位按摩出處：《針灸逢源．卷五》：「中暑：暑乃天之氣，所以中手少陰心經，初病即渴，其脈虛弱。人中、中脘、氣海、曲池、合谷、中沖、三裡、內庭。」

按摩穴位名稱：內庭、曲池、內關、太陽。

穴位按摩原則：清泄暑熱。

穴位按摩要義：內庭為足陽明之滎，「滎主身熱」，曲池為手陽明之合，兩穴合用可泄陽明之暑熱；內關通於陰維，陰維之脈行腹裡、貫胸隔，故能和胃止嘔；太陽為經外奇穴，刺血清熱，疏解頭部昏痛。

穴位按摩方法：將病人迅速置於陰涼通風處，解開衣衫。

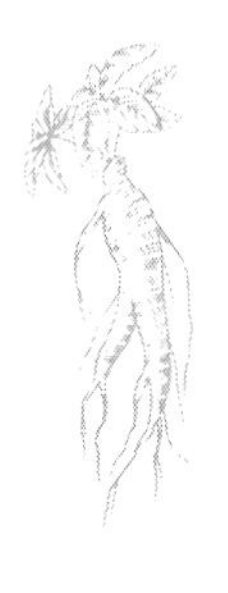

先以三棱針點刺雙側太陽，擠去惡血，余穴均施涼瀉法。留針至症狀明顯改好。亦須間斷運針。

中暑的藥膳療方

1. 一般剛中暑後，可用六一散二十克，調冷開水喝下，或喝下十滴水1瓶，仁丹十五粒。另外用清涼油擦太陽穴，用中指彎如鉤，將適量清涼油擦在胸前，從下至上，用中等力度擦，見紅色止。
2. 如果是先兆中暑症狀加重，出現體溫上升，臉色潮紅，皮膚灼熱，大量出汗噁心嘔吐，血壓有所下降，頭暈欲僕。這時候以清解暑熱為主。

治療藥方可選：六一散二十克，鮮荷葉十五克，金銀花十五克，藿香十克，佩蘭十克，薄荷葉十克，杏仁八克，連翹十克，鮮蘆根十克。放在一定比例的水中熬煮成汁服，1日一劑，分兩次服。

3. 如果患者出現體溫明顯增高，高達四十攝氏度甚至更高，突然昏僕倒地，神志不清，手足痙攣，肌膚乾燥無汗或大汗淋漓，血壓驟降。這時候要以清解暑熱為主進行治療。

治療藥方可選：急服十滴水一瓶，仁丹二十粒，或用冷開水送服六一散二十克。同時還要鼓勵病人多喝含鹽的清涼飲料，或用葡萄糖十五克，鹽五克，用冷開水一碗，喝下。

小提示

中暑後，除了應用藥物或口服補液外，重要的還在於不管輕重應盡決把病人抬到陰涼的地方，解開衣扣和褲帶，把上身稍墊高，然後先用溫水敷頭部及擦全身，後用冰水或井水敷病人頭部，或用酒精遍擦全身。
同時給病人扇涼，按摩四肢及皮膚，以促進血液循環，增加散熱能力，同時也可採取刮痧或針刺療法急救，必要時立即送往醫院醫治。

夏季謹防痢疾

痢疾是夏季常見的一種疾病，因為此時氣溫高，病菌繁殖很快。尤其蒼蠅是傳播痢疾的重要媒介。根據痢疾的起病緩急和病情輕重，將它分為急性細菌性痢疾、中毒性細菌性痢疾和慢性細菌性痢疾。

痢疾在我國具有一段的歷史了。關於痢疾的記載在《濟生方》。宋以前有腸澼、赤白沃、熱利、痢病、下痢（或「痢」）、滯下等名稱。

夏季緣何高發痢疾

為何夏季人多發痢疾？中醫醫典《醫碥》卷三中，對痢疾有這樣的描述：

「痢由溼熱所致，或飲食溼熱之物，或感受溼熱之氣，積於

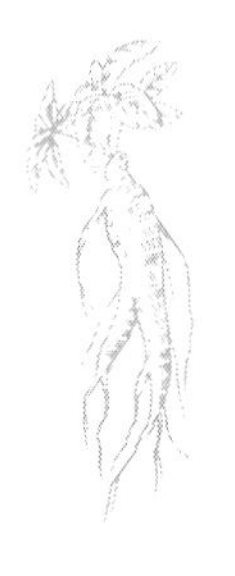

腸胃，則正為邪阻，脾胃之運行失常，於是飲食日益停滯，化為敗濁，膠黏腸胃之中，運行之機，益以不利，氣鬱為火，與所受溼熱之氣混合為邪，攻刺作痛，……」

同時，《明醫指掌》中關於痢疾，也有類似的論述：「溼熱之積，幹於血分則赤，幹於氣分則白。」

中醫學對於痢疾的發病機理有所認識。中醫學認為，細菌性痢疾屬於「腸僻」、「滯下」等範疇。痢疾是由於外感時邪疫毒及內傷飲食，溼熱邪毒積滯腸道與腸內正氣相搏，腸道脈絡受損，氣滯血瘀，邪毒內鬱，氣機壅滯，從而使腸失傳導而致，繼而使邪入心包擾神明及風火相煽引動肝風。

實際上夏季多發痢疾，是由於夏季天熱出汗多，使體內的水和鹽分大量損失，從而使人體製造胃酸的原料減少，加上喝水比較多，胃酸又被沖淡，所以殺菌能力減弱，隨食物進入人體的病菌就容易引起腸炎。

加上，人們喜歡在夏季吃生冷蔬菜、瓜果，又不注意消毒衛生，就增加了細菌進入人體的機會。當痢疾桿菌進入人體後，大約經過1到七天就會發病。

痢疾的藥膳小方

馬齒莧綠豆湯：

新鮮馬齒莧十二十克（乾者三十克），綠豆三十克。放在水中熬煮成汁服食，每日一次，連服三到四日。

赤白痢神驗方：

烏梅三個，陳茶葉九克，淨紫蘇九克，老生薑九克，白糖九克。以上用適量水，煎取四百毫克。白痢即時服，赤痢將煎液露一宿溫服。

痢仙方：

核桃仁三十克，生薑九克，紅糖九克，細茶六克。以上幾味共用水煎四十分鐘，取液四百毫升。分兩次空腹熱服。

痢疾的預防措施

一、防止病從口入。

飲食不衛生是引起細菌性痢疾的重要原因，因此夏季一定要嚴防病從口入，注意飲食乾淨衛生是預防菌痢的關鍵措施。要防止食物被蒼蠅、蟑螂污染，一旦污染絕不可食。對毛蛤、牡蠣、螃蟹等最好不要生吃，要燒熟煮透以後再吃。注意不要喝未經消毒的生水。

同時要注意個人衛生，保持飯前便後用肥皂洗手的好習慣，不要幾個人合用一盆水進行洗漱，洗漱用具最好專人專用，餐具應按時消毒。

二、起居飲食調節。

日常飲食，要積極消除誘發菌痢的內在因素，注意冷暖的自我調節，避免寒溫失常，不要使身體過於疲勞，也不要暴飲暴食，在受涼和疲勞時要注意調節飲食，患營養不良、腸道寄

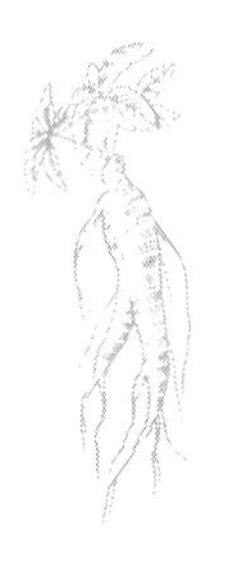

生血病、佝僂病、百日咳、麻疹時，要及時就醫。

> **小提示**
>
> 痢疾宜食蘿蔔
>
> 民間常用白蘿蔔兩百五十克，擠取汁，加白糖三十克，再用開水沖服，日服兩次，全癒為止。《普濟方》中的辦法：「治諸熱痢，血痢及痢後大腸裡痛：蘿蔔截碎，研細，濾清汁一小盞，蜜水相拌一盞，同煎，早午食前服」。

別讓腳在夏季生「氣」

夏季是腳氣的高發季節。在成人中，有百分之七十到八十的人都會有腳氣，只是輕重不同而已。腳氣是一種極常見的真菌感染性皮膚病，我們所說的腳氣，就是日常生活中人們俗稱的「香港腳」。中醫稱「腳氣」為「腳溼氣」，西醫則稱「腳氣」為「足癬」。

腳氣好發於成年人，多發生在夏季，可互相傳染。本病病因主要是公用足盆、拖鞋、水池洗腳等相互傳染。尤其是穿膠鞋、球鞋、塑膠鞋者更容易傳染。夏季天暑地溼，如果長期居住於溼地，感染溼毒也會發生腳氣。

醫學上通常將腳氣分三型：糜爛型、水皰型、角化型腳氣。

糜爛型：

該型多發於第三與第四，第四與第五趾間。初起時，趾間潮溼，浸漬發白或起小水皰，乾涸脫屑後，剝去皮屑為溼潤、潮紅的糜爛面，並伴發有奇癢，很容易繼發感染。

水皰型：

這種類型多發於足緣部。初起為壁厚飽滿的小水皰，有的可融合成大皰，皰液透明，四周無紅暈。自覺奇癢，搔抓後常因繼發感染而引起丹毒、淋巴管炎等病症。

角化型：

該型多發於足跟。主要表現為皮膚粗厚而乾燥，角化脫屑、搔癢，並且易發生皸裂。本型無水皰及化膿，病程緩慢，多年不癒。

七成人都會「腳氣」上身

夏天，空氣高熱潮溼，非常適合皮膚癬菌生長。因此夏季受腳氣困擾的人也越來越多。

這是由於，夏季一到，氣溫比較高，真菌在適合自己生長的環境就會生長的很快，大量的繁殖，再加上很多人由於工作等需要一直穿著皮鞋等，這些因素都為真菌的滋生造就了環境。

同時，沒有幾個人得了腳氣病，會真正去看醫生。絕大多數人都只是自己在家用藥，或用土方子，這些做法往往使得腳氣病周而復始的發作。

再者，腳氣多生長在腳趾間。腳趾間出汗比較多，也就成為腳氣最喜歡的地方，發作腳氣時，常常趾間皮膚會被汗浸漬

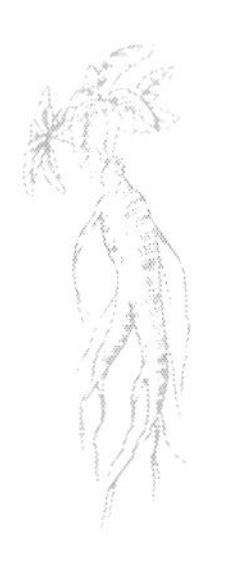

發白，有些人還會起一些小水泡，等待這些有問題的皮膚乾涸脫屑後，裡面那一層就會發生糜爛，開始有刺痛感、有的還有魚腥臭味，幾乎所有的腳氣患者都會奇癢難忍。

此外，腳氣病會傳染，因此公用浴盆、浴巾、拖鞋、水池洗足常常是最重要的傳染途徑。此外那些經常穿膠鞋、球鞋、塑膠鞋的族群，也容易得腳氣。因為這種鞋子透氣性很差，一旦腳底易出汗的人穿上後，就容易造成真菌或細菌的繁殖，對腳氣病有害無疑。

預防腳氣病，點滴生活經

得了腳氣，千萬不可不治，同時還要防止傳染給別人，那對於周圍還沒發生腳氣病的人來說，那麼生活中，怎樣才能起到預防腳氣病的作用呢？

一、保持足部清潔乾爽

保持足部乾爽，這是預防腳氣的重要原則。同時要養成常洗腳的習慣，但洗腳時要忌用鹼性肥皂等刺激性的化學用品。

在洗腳時，可用綠茶水洗腳：綠茶一撮，鹽少許，熱將開水倒進，燜一會，等茶葉泡開後，用此水洗腳。同時，趾縫緊密的人，還可以在可用衛生紙夾在中間，以吸水通氣，保持清潔。

二、飲食上，盡量避免食用雞肉、牛肉、羊肉、海鮮、鰻魚、帶魚、筍乾、蒜頭、辣椒、韭菜等，但是作為佐料則可以。

三、不要和患有真菌感染疾病的人頻繁接觸，同時也不要共用毛巾、鞋襪及洗臉、洗腳盆等物品，以免感染腳氣。

四、夏季，盡量不要穿膠鞋、布鞋或皮涼鞋；同時患者穿過的鞋襪，最好用開水燙過或在陽光下曝曬後再穿。

腳氣治療方

一般腳氣的療方：

防風、荊芥、五加皮、紅花、地內皮、皂角各十克，明礬五克，將以上中藥用醋一公斤浸泡一晝夜。每晚用藥液浸泡患處大約十五分鐘，連用十天。

腳氣感染自療方：

雙花二十克，地丁十五克，蒲公英十克，紅花十克，川芎十克，乳香十克。沒藥十克。將藥加水浸泡半小時後放入鍋內，水沸騰後文火煎三十分鐘，趁熱薰洗患處，每次三十分鐘，最後去藥渣適量敷於患處，每日早晚各一次，治療效果顯著。

該方主要適用於：腳氣感染，跌打損傷，癰瘡腫毒。

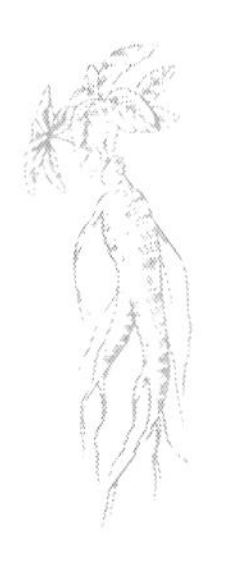

小提示

得腳氣的人都以為這病沒得治，所以有些人在家裡會自己用一些抗生素，這一用不得了，表面上看起來會好，其實這對治腳氣病一點幫助都沒有。

由於廣泛應用抗生素、皮質激素和免疫抑制劑等，使部分病人溼邪內盛，甚至導致局部的菌群失調，或讓某些菌群逐漸產生耐藥性。

秋季氣候與高發病

秋季的主氣溼「燥」，在人體內，肺屬燥金，其氣應秋。燥邪為病，有外燥、內燥之分：外燥是自然界燥邪從鼻竅、皮毛而入，清從肺衛開始，但有溫燥、涼燥之別；內燥多由汗下太過，或精血內奪，或年老液虧，以致身體陰津枯涸所致。

秋季的燥邪為病，主要病理特點是：

一是燥易傷肺，因肺喜清肅濡潤，主呼吸而與大氣相通，外合毛皮，故外界燥邪極易傷肺和肺所主之地。

二是燥勝則乾，在自然界可出現田地龜裂、禾苗枯搞、樹葉焦黃；在人體，燥邪耗傷津掖，也會出現一派乾涸之象，如鼻乾、喉千、咽乾、口乾、舌十、皮膚乾燥皺裂，大便乾燥、艱澀等等。

因此，無論外燥、內燥，一旦發病，均可出現上述津枯液乾之象。當然，內燥不限於肺，其他臟器的陰虧液竭，亦可形成內燥之症。

在初秋七月，暑氣餘威尚盛，又兼雨水甚多，所以中醫學將農曆七月稱為長夏。長夏主溼，脾主長夏，故早秋七月以脾胃病居多。

脾喜燥惡溼，溼邪留滯，最易困脾。溼為陰邪，易阻遏氣機，損傷陽氣，致脾陽不振，運化無權，水溼停聚，發為水腫或腹瀉；何況長夏七月，天氣尚熱，人們喜食生冷瓜果、冰凍飲料，更助溼邪，損傷脾陽，因此秋七月易見腹滿、腹瀉之症脾陽不振，不能運化水溼，水溼停聚面生痰。

早秋脾傷於溼，可為冬天的慢性支氣管炎等疾病的復發種下病根，因此，《素問陰陽應象大論》說：「秋傷於溼，冬生咳嗽。」溼性重著，外溼之邪，侵犯經絡筋骨，使經筋阻痺，可出現「溼痺」、「著痺」。

秋季，易於外邪乘機侵入若飲食起居不謹淇，便會患各種溫病雜病，因此秋季一定要加強防病保健，不可掉以輕心。秋季養生保健，關鍵是要做到防燥護陰。

秋季氣喘發病多

秋季支氣管炎氣喘的發病，其症候多見有秋燥的特徵，見燥咳、久咳、痰少難咯、咽乾口燥、神疲乏力等肺陰虧虛的

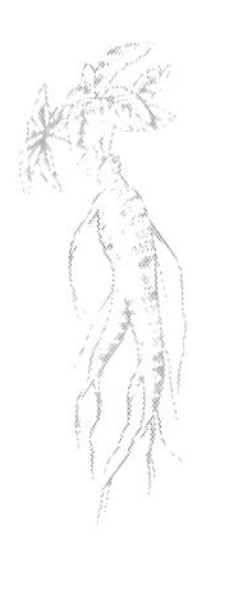

症候。而秋季發作的氣喘多見有氣喘病史者，因秋令氣候的異常變化，受涼而發。也可因支氣管炎治療不徹底，反覆發作，遷延不癒發展而來，嚴重者形成肺氣腫、肺心病或氣喘持續發作而危及生命。因此，秋季氣喘症候多出現本虛標實，咳喘並作、喉中痰鳴，自汗畏風，畏寒。

中醫學中氣喘屬哮證範疇。古代醫家認為哮有宿根，病理因素以痰為主，常由外邪誘發。

《內經》指出：肺主氣、司呼吸；肺主宣發和肅降，肺通調水道；肺朝百脈、主治節。因此，肺氣失調或肺陰失調，則容易發病。而宣肅失常，肺氣上逆，發為咳喘。咳喘病常見疾病有支氣管炎、支氣管氣喘。

支氣管炎氣喘的生活預防

1. 支氣管炎氣喘，應注意生活起居，注意選擇清淡、富含營養、少或無刺激性的食物，避免生冷飲食，保證適量的新鮮蔬菜，保持大便的通暢。
2. 應少吃黃魚、帶魚、蝦、蟹和肥肉，並戒菸酒，少食辛、辣、生冷、油膩食物，減少對支氣管的刺激。
3. 注意積極參加體育鍛鍊，預防感冒。防止感冒，對預防和減少支氣管炎的急性發作具有良好效果。
4. 如遇感冒或誘發氣管炎、氣喘病急性發作，應及時治療，切勿拖延。
5. 改善工作條件，減少環境污染，防止有害氣體和塵煙吸入，有利於氣管炎的防護。

支氣管炎、氣喘的食療

治療中遵循氣喘發時治標，平時治本的原則。發作時以定喘止咳為主；喘平後以調理脾胃為主，投用滋補肺腎，化痰調氣之品，以鞏固療效。

重寒證：

症見：喘咳，畏寒，無汗，肩凝，多嚏，或頭痛鼻塞，痰白稀薄，舌白肢冷，脈浮而緊，口不渴而膩，或渴喜熱飲。

治療原則：溫肺散寒，可首先選用小青龍湯，繼服加味定喘白果湯。

小青龍湯：半夏七五克，炙草七五克，細辛二十五克，芍藥十五克，麻黃十克，肉桂五克，乾薑五克，五味子五克。

定喘白果湯：甘草七五克，炙冬花十五克，蘇子十五克，杏仁十五克，炙桑皮十五克，炒白果十五克，麻黃十克，半夏十克，黃芩十克，川貝五克。

寒包火證：

症見：畏風惡熱，喘咳，痰黏稠色黃，脈弦滑數，苔黃舌邊光紅，口燥。

治療原則：清金降火，首方加味五虎湯，繼服麻柴甘透湯。

加味五虎湯：甘草七五克，馬兜鈴七五克，石膏十五克，桑皮十五克，麻黃十克，杏仁十克，茶葉五克。

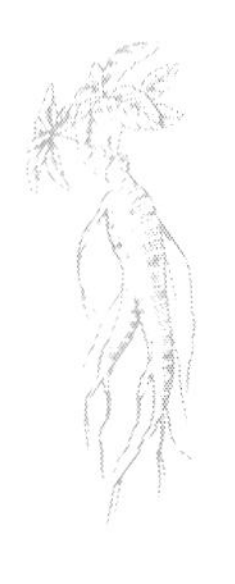

麻柴甘透湯：透骨草十五克，麻黃十克，柴胡十克，甘草十克。

> **小提示**
>
> 值得注意的是，氣喘與常見的感冒、支氣管炎症狀有相似之處，因此醫院經常碰到許多不明就裡的病人自己診斷而導致錯誤用藥。

秋高氣爽當防慢性咽炎

慢性咽炎為咽部黏膜、黏膜下及淋巴組織的彌漫性慢性炎症。秋季是急慢性咽炎高發期，加之氣溫變化大，患者會出現咽喉腫痛、咽乾、癢、咳嗽、聲音嘶啞等，常被誤認為「感冒」。

慢性咽炎屬中醫「喉痺」的範疇。臨床以咽部不適、異物感、阻擋感、咽癢、乾燥、微痛為特點。也有的是由於分泌物刺激引起咳嗽及嘔吐。

中醫學認為本病主要由臟腑虧損，咽喉失養，虛火上灼，或外感風熱失治所致，同時也可由清志刺激，氣鬱生痰，阻滯咽喉而成。

秋季慢性咽炎多發的誘因

慢性咽炎喜歡在秋季發作，原因是由於：秋季天氣過於乾燥，而空氣中粉塵多，有刺激性的異味也會導致慢性咽炎。同時加上秋季早晚溫差大，從而使老人易因著涼而誘發慢性支氣管炎。

通常誘發慢性咽炎的因素，主要有：

1. 急性咽炎反覆發作未能徹底治癒，從而轉化為慢性咽炎。
2. 加上長期粉塵或有害氣體刺激、菸酒過度，或是由其它不良生活習慣、鼻竇炎分泌物刺激、過敏體質或身體抵抗力減低等。
3. 某些全身性疾病的局部表現，誘發慢性咽炎。如貧血、消化不良、大便長期祕結、心臟病、支氣管炎、氣喘、肝臟病變、糖尿病及慢性腎炎等，都可誘發慢性咽炎。
4. 職業因素。慢性咽炎的發作與職業有很大關係，主要多發於嗓音工作者，如教師、演員等。因長期多語言和演唱，可刺激咽部，引起慢性充血，從而致病。

本病病程較長，症狀頑固，很難治癒，因此一定要注意防治，遠離誘發咽炎的一切可能因素。

慢性咽炎的症狀可自測

慢性咽炎的明顯症狀有四種：

1. 咽咽部不適，有異物感，總感到咽部有咽不下又吐不出的東西。
2. 嗓子經常乾燥、灼熱、發癢，並伴有吞咽疼痛等。
3. 咽部反射敏感，晨起刷牙、清嗓或咳嗽時容易噁心。
4. 清晨常吐出黏稠痰塊易引起噁心。

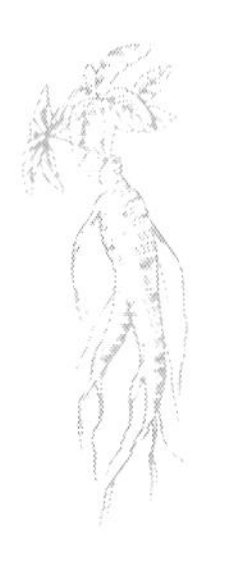

因此，對於懷疑患上慢性咽炎的族群，可以結合以上慢性咽炎的症狀，採用如下的方式進行自測：

由於慢性咽炎的患者咽部乾燥，有搔癢感和不適感，並由此刺激發出陣陣咳聲，自己對著鏡子張開嘴可發現咽後壁黏膜表面粗糙，有許多擴張的小血管，嚴重時會有透明的小白泡，以單純性為多見。

慢性咽炎自療小方

輕度、慢性咽喉炎，或有咽喉炎的跡象，這些都可以透過食用具有生津降火、潤肺止咳、防治咽喉腫痛作用的食物，進行預防或者輔助治療，下面介紹幾種食療方法。

蜜棗甘草湯

選用蜜棗八枚，生甘草六克，將蜜棗、生甘草加清水兩碗，煎至一碗，去渣即可。可以做飲料服用，每日兩次。有補中益氣、潤肺止咳之功效。適用於慢性支氣管炎、咳嗽、咽乾喉痛等症。

絲瓜番茄豆腐羹

絲瓜一百五十克，嫩豆腐四百克，番茄一百克，調料適量。將絲瓜去皮，切成斜塊，植物油燒熟略降溫後，下薑絲爆香，放入絲瓜塊偏炒透。加少許水，推入豆腐，邊用勺劃散，加食鹽、白糖調味煮沸，下番茄片再煮二分鐘，勾薄芡，加味精，淋上麻油食用。

芝麻紅糖粥

選用芝麻五十克，粳米一百克，紅糖適量。先將芝麻炒熟，研成細末。粳米煮粥，待粥煮至黏稠時，拌入芝麻紅糖稍煮片刻即可食用。此粥氣香味美，適用於肝腎不足、頭昏目花、肺燥咳嗽、咽乾等症。

> **小提示**
>
> 慢性咽炎的預防
>
> 一、防治口鼻炎症：慢性咽炎多由急性咽炎遷延而致。因此，要預防慢性咽炎，首先要及時徹底治療急性咽炎。
>
> 二、要保持口腔衛生，養成晨起、飯後及睡前漱口、刷牙的習慣，以減少細菌繁殖的機會。
>
> 三、減少咽部刺激：乾燥及過冷、過熱、過溼等刺激，皆可影響咽部黏膜的防禦功能，造成黏膜功能障礙，致使咽部感覺異常，日久發為慢性咽炎。

乾燥脫水導致脫髮

雖然脫髮是生理的自然現象，但是你是否注意到四季當中，秋季的脫髮情況最為嚴重。這是由於氣候乾燥，不僅是對皮膚的考驗，對人的頭髮也是十分不利的。

根據相關資料的研究和分析，一般脫髮的原因主要有以下幾個因素：

1. 遺傳因素，主要是由父系或母系遺傳而來的，這個大約

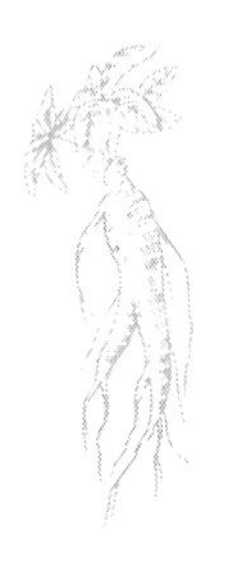

占千分之一或者更低。

2. 病理因素，主要是由於生病而引起的短期、或中長期脫髮，這個比例大約占百分之一到三。
3. 藥物等因素，主要是服用了一些激素、化療、藥物等引起的，大約占百分之二到四。
4. 氣血、器官功能障礙所致，由於氣血、器官功能下降或發生障礙引起的脫髮，約占百分之九十五左右。
5. 意外事故所致，如輻射物質意外洩漏照射等引起的脫髮，其發生率很小，並且極偶然。

為何秋季脫髮特別多

研究發現，秋季是四季當中脫髮最厲害的季節。秋季脫髮較多的原因，主要是由於紫外線和乾燥的緣故。

一般而言，人的皮脂腺分泌夏天比較旺盛，所以毛髮比較滋潤，而秋天環境溼度太小，頭皮容易乾燥，毛髮容易變脆、乾枯、折斷，如果人體再缺少維生素等營養的足量攝取，很容易發生脫髮現象。

《黃帝內經》中認為：「肺者，氣之本，魄之處也，其華在毛，其充在皮，為陽中之太陰，通於秋氣。」肺臟機能的盛衰，可以從毛髮的榮枯上表現出來。而秋季氣候乾燥，人們如果保養不當，容易損傷肺氣，肺氣虛則毛髮不固。這就是說，秋季的氣候傷到了人體的肺氣，從而使毛髮損傷脫落，也因此秋季脫髮相對增多，至於老年人和病人，毛髮就更容易脫落了。

那麼掉多少頭髮被認為是正常的？如果每天掉髮頻繁，一天超過一百根，就應該認為是脫髮病了。因此，如果人們感覺一入秋，頭髮明顯比平時掉得多，就應該注意從生活等各方面進行調理，以減輕脫髮的程度。

脫髮多，秋天多調理

一、頭髮也需防晒

秋日的陽光紫外線含量並不一定比炎夏時弱，可以破壞胺基酸令頭髮乾枯發黃，斷裂脫落。尤其是天氣乾燥、陽光猛烈的日子，不能忘記防晒，以減少對頭髮的損害。

二、減少洗頭次數

乾燥的秋季，有人一感覺脫髮變多就頻繁洗頭，結果卻是頭髮越掉越多。實際上，頭洗得越勤，頭髮就掉得越多。秋季應該盡量減少洗頭的次數，一般每週洗頭一到兩次就足夠了。

三、多用滋潤營養的洗髮精

很多人的頭髮在夏天油脂分泌旺盛，所以大多會考慮採用去油脂去頭皮屑的洗護用品，甚至使用強效類型。但是到了秋季，就要把去頭屑油脂的洗髮精換成含滋潤營養成分的洗髮精，同時還要保持頭髮的髮根有水分和一定量油脂的呵護。

四、調理飲食，多攝入含維生素 B 食物

頭髮的生長和代謝與飲食關係密切。飲食上很多滋陰潤肺的食品都對頭髮大有裨益，比如芝麻、蜂蜜、銀耳、核桃、百

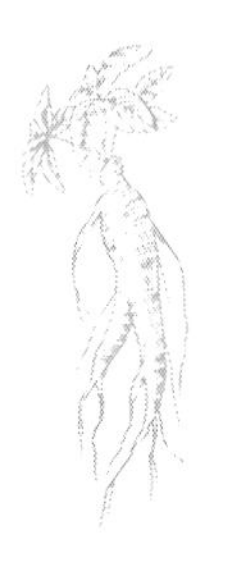

合粥和水果、蔬菜等。同時秋季多吃點含維生素 B2 的食物，對預防脫髮等都有很好的作用。

脫髮的治療小妙方

柚子核治脫髮：

《本草綱目》指出，柚子能「長髮滋燥」，故秋季可適當多吃柚子，並可試用柚核這土方來防脫髮及用柚皮護髮。如果頭髮發黃、脫落或圓禿，可用柚子核二十五克，用開水浸泡一晝夜後，每天將汁水塗拭頭髮及頭皮兩到三次。可以加快毛髮生長。

生薑治脫髮：

將生薑切成片，在發黃、脫落頭髮的髮根處或圓禿處反覆擦拭，每天堅持兩到三次。這能刺激毛髮的生長。

黑豆生髮湯：

黑豆三十克，芝麻三十克，枸杞十二克，白糖二十克。水煮三十分鐘後，連湯帶料食之。每日一劑，連喝兩個月。

> **小提示**
>
> 洗髮精不要像夏天那樣使用去油脂和去頭皮屑的類型；盡量少用鹼性的香皂洗頭；要多用護髮產品；還可間斷性的使用些啤酒或在水中適當加點食鹽和醋洗頭，這樣可預防和減少脫髮。

冬季氣候與高發病

冬季氣候寒冷，寒是冬季的「主氣」。冬季是萬物生機潛伏閉藏的時節，此時天寒地凍、萬物凋零，一派蕭條和零落的景象，寒冷的氣候，也會使人體的某些生理發生一些變化。

寒冷來襲時，人體會發抖，渾身會起雞皮疙瘩。這是皮膚為防止人體熱量散失而收緊毛孔、減少血流量的一種方式。再加上，肌肉組織的防寒本領也很高，特別在嚴寒的天氣時，肌肉為了產熱和儲熱，不斷的透過增加張力來製造出更多的熱能，儲藏在體內。

現代醫學研究認為，寒冷的氣候會使許多疾病比平時更容易侵入人體，特別是那些嚴重威脅生命的疾病，如中風、腦溢血、心肌梗塞等，不僅發病率明顯增高，而且死亡率也急劇上升。

當寒邪侵襲人體時，體表就會出現寒病。因此，冬季要注意以寒病為主的溫病雜病的防範，因此，在寒冷的冬季，人們必須重視防禦嚴寒，主動防病保健。

氣質血凝生凍瘡

凍瘡是人們所熟知的冬令時節常見皮膚病，雖然不是一種嚴重的疾病，但可嚴重影響工作、學習及休息。通常，根據輕重程度，將凍瘡分為三度：

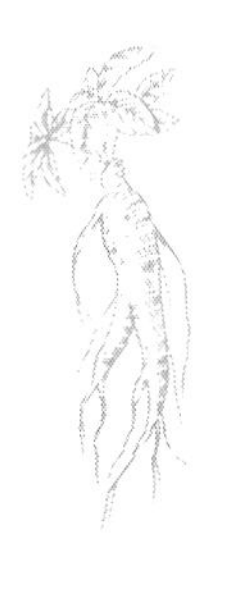

一度：開始可能因為暫時缺血，局部刺痛，顏色蒼白；寒冷作用較久，則局部變為瘀血，滲出液，顏色紫紅或青紫，浮腫，觸之有涼冷感。此時若遇暖，顏色會轉為紅腫，並出現熱、癢、灼痛。

二度：若受凍較嚴重，小動脈收縮時間過久，組織損傷加重，則在紅斑的基礎上產生水泡，水泡破後形成糜爛滲出血液或結痂留疤。

三度：由於受凍較重而導致組織壞死，形成潰瘍。

一般來說，典型的凍瘡很容易被辨識，但對症狀、部位非典型的凍瘡要注意與多形性紅斑、紅斑性狼瘡、結節性紅斑等其他皮膚病做區分。

凍瘡多由氣血凝滯所生

凍瘡多發於暴露及末梢循環較差的部位，如手指、手背、臉部、腳背、腳跟、耳廓等處，那麼為何冬季易得凍瘡呢？

著名的醫典《黃帝內經》中論述：「寒氣客於脈外則脈寒，脈寒則縮踡，縮踡則脈絀急，絀急則外引小絡，故卒然而痛。得炅則痛立止。因重中於寒，則痛久矣。寒氣入經而稽遲，泣而不行，客於脈外則血少，客於脈中則氣不通，故卒然而痛。」這就是說，嚴冬季節，寒氣襲人，因而筋脈氣血凝滯，生發凍瘡。

寒冬臘月，一般氣溫都較低，尤其是北部，氣溫低於攝氏十度以下，這時候寒氣作用於皮膚，因人體陽氣不足，受寒後氣滯血凝，肌膚失養所致，受凍後皮下動脈收縮，久之血管麻痺而擴張，使局部血液循環不良，更導致了組織營養不良，甚至還有可能出現組織壞死。

因此，嚴寒時節要避免惹「瘡」上身。這就要養成用冷水洗手、臉，溫水泡腳的習慣。因為冷水洗臉，可以增強抗凍能力；溫水泡腳，能夠改善血液循環。同時要注意保暖防凍，對易凍部位多進行局部按摩。

凍瘡的薰洗擦洗療法

中藥外薰洗擦

處方：當歸、赤芍藥各十二克，紅花、細辛各九克，防風、荊芥、桂枝、艾葉各十克，乳香十五克，生薑三十克，甘草十克，白礬三十克。

將諸藥加入清水適量，煮沸五到十分鐘，將藥液倒入盆內，薰洗手足後浸泡患處。每天一劑，每劑薰洗兩次，每次約二十分鐘。下一次用時，將藥液加水適量，煮沸再用。一般輕度者用藥兩三天，嚴重者五到七天即可痊癒。

外擦藥治凍瘡

處方：川烏、草烏、桂枝各五十克，芒硝四十克，細辛、紅花各二十克，樟腦十五克。

諸藥浸入百分之六十酒精一千毫升中密封一週，過濾殘渣

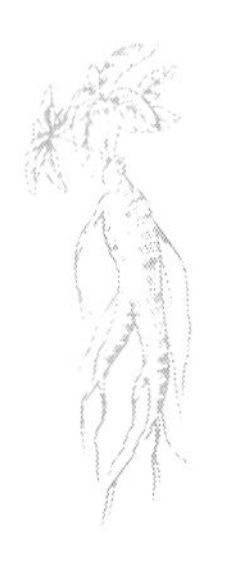

後收集藥液，用棉花棒蘸藥汁塗擦患部。每天早晚各一次，每次五分鐘。

蜂蜜蟹末

處方：螃蟹一隻，蜂蜜二十克，蘿蔔十五克，橘皮十克。先用蘿蔔、橘皮放在一定比例的水中熬煮成汁，把患處薰洗乾淨，然後將活蟹燒存性（把藥製成炭劑，要燒到外部枯黑，裡面焦黃為度，使藥物一部分炭化，另一部分仍能嚐出原有的氣味，這就是存性。），研磨成細末，用蜂蜜調勻搽抹。一日換兩次藥。

小提示

在受凍之後，最好不要烤火（尤其是急烤猛火），而要用溫熱水浸泡或用毛巾熱敷，使瘀血慢慢消散，使局部溫度平穩回升至正常，這樣也有利於避免惹「瘡」上身。

冬季皮膚搔癢，中醫有良方

冬季，隨著天氣的轉冷，不少人尤其是老年人常常會感到全身搔癢不止，夜間尤其嚴重。這就是冬季皮膚搔癢症，也稱為「冬癢」。雖然有時候，冬季搔癢的嚴重，但是一般不會出現明顯的皮疹。

一般來說，皮膚中皮脂缺乏及水分丟失是皮膚搔癢的主要原因。而造成皮脂缺乏的因素很多，有皮膚自然乾燥、年齡衰老、疾病、營養不良、皮膚萎縮、硬化、缺汗、內分泌功能減退、環境溼度、角質層儲藏水分的完整性被破壞等都是誘發因素。

皮膚搔癢部位，主要見於老人的小腿、前臂和手部發生以乾燥和龜裂為主的溼疹樣皮膚炎。因此「冬癢症」雖然不算是大病，但是也要學會預防。

「冬癢症」乃風邪所致

中醫稱「冬癢」為「癢風」或「血風瘡」。引起皮膚搔癢的因素有很多。除了氣候乾燥、寒氣侵襲，使得皮膚更加乾燥粗糙，繼而發癢之外，如果穿過緊的毛織品或尼龍材質的內衣，也會導致皮膚有搔癢感。

中醫認為：「癢者，風象也。」此風為內風，並非感染了風邪。而是由於血虛，津液枯竭，而煽動內風。皮膚搔癢症是由於「血虛不足，陰津虧損，因而生風發癢」所致。由於冬季乾燥，體內的液體消耗快，加上自身的體質缺陷，液體不能得到及時補充，這就是陰津虧損。

中醫學還認為，風、溼、熱三氣均可引起皮膚搔癢症。冬季燥邪生風，再加上老年人肝腎陰血逐漸虧虛，易生風化燥，內燥與外燥導致生風發癢。

如果在冬季出現皮膚乾燥，抓後血痕累累，並且臉色萎

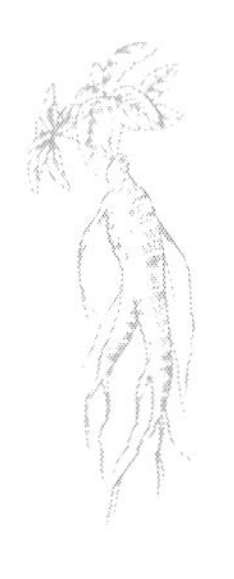

黃、頭暈、心跳、失眠、舌淡、苔薄白、脈細弱等，就可辨證為血虛不足受風所引起的。

「冬癢」莫慌，中藥來幫忙

中醫治療冬癢症主要以滋陰養血、祛風止癢為主。

芝麻核桃散

黑芝麻五百克，核桃仁兩百五十克。黑芝麻炒熟，與核桃仁共研末，每次取二湯匙，白糖水送服。每日服三次，連服半個月。

滋燥養榮湯

處方：生地十五克，熟地黃十五克，當歸十二克，白芍十五克，丹參二十克，秦艽十克，何首烏三十克，胡麻仁十克，地膚子十克，蟬衣六克，放在一定比例的水中熬煮成汁服用，每日一劑，連服五到六劑。

如果辨證為陰虛明顯者可酌量加入麥門冬、天冬、元參等；血熱者加黃芩、炒梔子、牡丹皮、槐花、地骨皮一兩味；氣虛脾虛者加黃耆、黨參、白朮、茯苓。

世傳白花蛇酒

白花蛇一條，蠍（炒）、當歸、防風、羌活各四克，獨活、白芷、天麻、赤芍酒、甘草、升麻各二十克，糯米二公斤。

將蛇用溫水洗淨，頭尾各切去十公分，酒浸去骨刺，取淨肉四十克，將以上原料全部銼碎，裝入絹袋，用糯米蒸熟，以藥袋置於缸中，待釀成後，取酒同袋密封，煮熟，埋陰涼之地七日取出，每溫飲適量，常令酒氣相續。

小提示

冬癢症的預防

內衣褲要清潔、柔軟、寬鬆、舒適，最好是純棉織品。同時要多吃些富含維生素 A 的食物，不要吃辛辣食物，少飲或不飲濃茶、咖啡，戒除菸酒。此外，洗澡的水溫不要過高，浸泡的時間也不宜過長，不要用鹼性強的肥皂，洗澡後最好擦些潤膚乳液。

氣溫低慎防中風

「中風」是一類疾病的統稱。「中風」一詞來源於二千多年前的中醫學專著——《黃帝內經》。

古時候，我們的祖先經常把人體的疾病表現與所觀察到的自然現象結合起來，用比喻和類比的方法為疾病命名。由於「中風」這類疾病起病急劇，表現多端，變化迅速，與自然界風的特點：瞬息驟變、變化莫測等有相似之處，因此命名為中風。中醫稱之為半身不遂，俗稱偏癱。

從現代醫學的觀點來看，中風就是腦血管意外，本質就是腦部動脈或支配腦的頸部動脈發生病變，引起局部性血液循環障礙，進而導致的急性或亞急性腦損害。這類疾病發病急促，

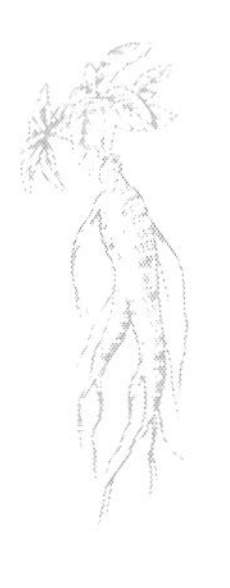

以突然間昏倒在地、不省人事，或是突然間發生口眼歪斜、言語困難、半身不遂等為特徵。中風最常見的症狀就是病人出現程度不同的語言、運動、感覺功能障礙，以運動功能障礙為主者

四季中，中風偏愛嚴冬

中醫認為，中風為憂鬱惱怒情志不暢、嗜食甘肥醇酒、年老精氣虧虛等所致，其肝腎陰虛為致病之本，風、火、痰、疲、驚為發病之標。

中風的發病機理是：陰陽失調、氣血逆亂、風火痰疲驚蒙蔽清竅，橫竄經絡。臨床有中臟腑與中經絡之別，中臟腑者病情較重，多有昏仆、不省人事；中經絡者病情較輕，可見偏癱、口眼歪斜。

為什麼中風多發生在冬季？根據腦血管病流行病學的調查，該病雖然一年四季均可發生，但以冬季發病率為最高，死亡率亦高，特別在天氣驟變、寒流侵襲時尤為明顯。

這是由於冬天氣候乾燥，冬季氣溫低下，加之氣候突變，飲水較少，可使體內血液濃縮。黏稠度增加，易形成血栓而發生缺血性中風，如腦血栓形成等。從大量的流行病學調查顯示，寒冷期是中風發病的最高峰，死亡率也隨之明顯上升，因此在寒冷季節要加倍警惕，那些患高血壓及動脈硬化的中老年人，冬季應注意保暖，並根據天氣的變化增減衣服。

留意中風前的「蛛絲馬跡」

「中風」雖然常使人猝不及防，但在日常生活中也有一些「蛛絲馬跡」，主要有：

1. 暫時性黑矇突然眼前發黑，視物不清，數秒後能恢復。
2. 短暫性視力障礙視物模糊或視野缺損，陣發性發作，多在一小時內自行恢復。
3. 扭頸手麻症，當頭轉向一側時，手持之物落地，片刻後恢復。
4. 短暫性腦缺血發作，出現短暫性偏癱或單癱，可伴有短暫的失語。
5. 老年人血壓被動劇烈或激增，頭痛頭暈耳鳴加重，精神緊張或神疲嗜睡等症狀。
6. 鼻出血。有百分之五十的老年人發生鼻出血可能是中風的早期訊號。
7. 高血壓患者出現眩暈，很可能會發生中風。
8. 頻繁打哈欠也是腦中風的信號，中風發病前五到十天內，多有頻繁打哈欠的表現。
9. 少有的嚴重頭痛或感到暖洋洋而昏昏欲睡，噁心和嘔吐，突然性格轉變，喪失判斷力或者出現少有的健忘。

因此，有關專家指出，凡出現上述徵兆之一者，都必須立即請醫生或及早到醫院進行全面檢查。

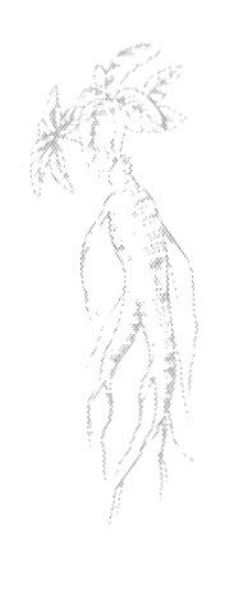

中風晨起「三要訣」

一、醒來要賴床

中風病人，早晨醒來，第一件事是什麼？不是起床、穿衣、而是賴床三分鐘——做深呼吸、打哈欠、伸懶腰。

有關治療統計，中風多發生在夜間，而最危險的時刻是睡醒的一剎那。據統計，在高血壓和心臟病患者中，大約有百分之二十的人因起床過急而猝死。很明顯的，中風患者賴床片刻，有助於各項生理機能由睡眠狀態到清醒狀態的過渡，從而對預防腦中風猝死的發生有幫助。

二、喝點白開水

同時，中風病人，清晨起床第二件事就是喝一杯涼開水或溫開水。這是由於人經過一夜睡眠，排尿和無形的失水，身體會因為丟失水分而使血液黏稠度增高，循環阻力加大，從而使心腦供血不足而發生意外如中風。

三、早餐不可忘

中風患者造成起床後的第三件事就是：吃早餐。研究表明，不吃早餐的人比吃早餐的人β——凝血球蛋白增高七倍，血液黏稠度明顯上升，這無疑會增加腦中風的危險。因此早餐吃得營養對預防心腦血管病清晨猝發有益。

中風的生活防治

防治中風的關鍵是從治療病因入手，同時要盡量避免誘發中風的各種因素，如情緒不佳、飲食不加節制、過度勞累、突然坐起和起床等體位改變、大便乾結、服藥不當等。這裡推薦幾款生活食療方案：

一、痰熱內結，症狀：昏厥已蘇醒，聲出口開，喉有痰鳴，語言遲鈍，舌僵苔膩，脈沉滑無力。治療原則：泄熱滌痰。

食療方：貝母粥

貝母粉十五克，粳米五十克，冰糖適量。將粳米、冰糖如常法煮粥，煮至半開湯未稠時，加入貝母粉，改用文火稍煮片刻，視粥稠時停火，每日早晚溫服。

二、肝火熾盛，症狀：昏厥已過，聲出口開，氣粗息高，躁擾不寧，兼有頭脹耳鳴，巔頂作痛，舌邊尖紅。脈弦數。治療原則：清肝瀉火。

食療方：菊花粥

秋季霜降之前，將菊花採摘去蒂，烘乾或蒸後晒乾，或陰乾，然後磨粉備用。先以粳米一百毫升，加水如常法煮粥，待粥將成時，調入菊花末十到十五克，稍煮一、二分即可。

三、按摩推拿治療

患者俯臥位，按壓背部天宗、肝俞、膽俞、膈俞、腎俞、秩邊，再用滾法放鬆之。

患者側臥位（患側在上）用擦法、滾法治療患側部位。再用拿法治療患肢的軟組織。點穴，如膝眼、委中、承山、伏兔、

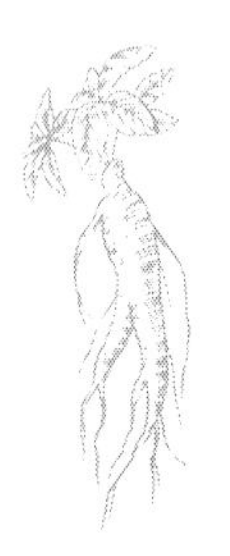

風市、解溪等。最後以搓法結束。

小提示

在中風發病的急性期，患者多有意識障礙，應絕對臥床休息，盡量避免不必要的搬動患者，要使患者頭部略抬高，稍後仰，頸部不可向前傾斜，以防局部血管受壓而導致腦水腫。同時注意保持室內安靜，空氣清新，避免對流風和雜訊對患者的刺激。

講座七：

病同地不同——
不同地域的同病不同醫

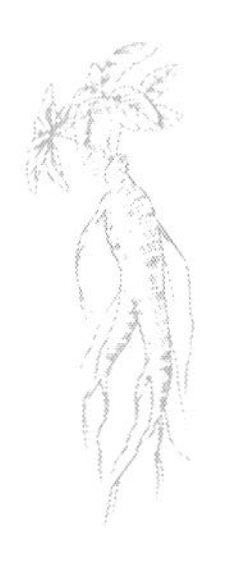

傳統醫學重要的治病理念 —— 因地制宜

「因地制宜」這個成語出自《吳越春秋．闔閭內傳》，春秋末年，伍子胥逃到吳國，吳王很器重他。一次，吳王徵詢伍子胥有什麼辦法能使吳國強盛起來，伍子胥說：「若想使國家富強，應當由近及遠，按計劃分步驟做。首先要修好城市的防禦工事，把城牆築得既高又堅實；其次應加強戰備，充實武器庫，同時還要發展農業。充實糧倉，以備戰時之需」。吳王聽了高興的說：「你說得很對！修築城防，充實武庫，發展農業，都應因地制宜，不利用自然條件是辦不好的」。果然，透過這種「因地制宜」的措施，吳國很快的強盛起來。所以說不管做什麼樣的事都要根據不同地域的具體情況，制訂與之相應的措施，養生治病亦是如此。

《黃帝內經》中的治療法則

三千多年前的醫學巨典《黃帝內經》中早就提出了「因地制宜」的中醫治療法則。《黃帝內經．異法方宜論篇》中記載，黃帝問：「醫之治病也，一病而治各不同，皆愈何也？」意思是：醫生給人治病，相同的病但是治療方法不一樣，病人的病都能治好，這是為什麼？

岐伯對曰：「地勢使然也。」意思是說：因為人們居住的地理環境不同，所以體質不同，治療方法也不同。

岐伯繼續說：住在東方的人，喜歡吃魚類海鮮，口味重，魚吃多了會產生內熱，鹹味重會使人傷血，當地人皮膚黑，肌膚鬆弛，容易發生癰腫如癤子、痤瘡一類的病，這類患者適合用砭石（相當於現在三棱針一類的器具）治療；住在西部的人，環境多風沙，土強水硬，多吃肉脂美食，人多肥胖，外邪不易侵犯，但內臟容易發生疾病，所以需要用猛烈的藥物來治療；北方地區，天氣寒冷，人們常游牧野居，以畜乳為食，這樣一來內臟常受寒邪，容易發生脹滿的病如胃脹等，治療上最宜用艾灸燒烤；南方地區，陽光充沛，雨水多，地勢低窪，水土潮溼，居民喜歡吃發酵的食品，人的皮膚緻密而帶赤色，易於發生痙攣溼痺如風溼等病，在治療上適合使用針刺；中央地區，地勢平坦多溼，水土肥美，萬物昌盛，居民食物廣雜，而且工作的少，所以容易發生痿厥寒熱等病如各種功能萎縮的疾病，治療上應該用導引按摩。

在這本書中，岐伯強調了好醫生應整合各種治療法，針對病情，給予恰當的治療。如西北方天氣寒冷，其病多外寒裡熱，應散其外寒，而涼其裡熱；東南方天氣溫熱，因陽氣外泄，故易生內寒，所以應收斂其外泄的陽氣，而溫其內寒，這是所謂的「同病異治」，就是指同樣的病，因地域不同而治法不同。

疾病需因地而治

人體中所存在的全部化學物質，都來自土壤、空氣和水。由於不同地區之地殼中所含的化學成分不同，因此水質與土

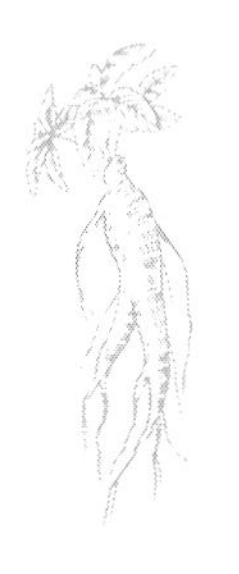

質成分也隨之不同，從而使各地域的族群擁有了不同的體質。根據地區方域不同，就容易發生某些地區性疾病，從而揭示了地理環境與疾病的發生有密切關係。所以疾病的治療必須因地而異。

有這樣一則案例：張先生在北部某著名醫學院求學，師從資深的中醫老教授。老教授出身中醫世家，對用方遣藥深有研究，所以平日裡張先生在學習上兢兢業業，深怕錯過了每一次學習的機會。老教授也對這位勤奮好學的弟子十分喜愛，每次出診治療時都把張先生帶在身旁，給張先生創造了許多學習的機會。張先生也十分重視和珍惜這些機會，把每次病人的病況以及老教授的病方都詳記於冊，回頭研讀推敲。

老教授對慢性腎病的治療最為擅長，在全國都大有名氣，針對腎病中脾腎陽虛者，使用附、桂之類藥材，其附子常用達十五到三十克，讓病人持續服用數月或者幾年，療效非常好，基本上每位病人都有不同程度的好轉，其中治癒者的不計其數。對於這些治療經驗張先生都牢記於心，感覺頗有收穫。

畢業後張先生回南部老家進入了一家中醫院工作。平日裡謹記老教授之教導，對工作一絲不苟，對病人關愛有加，學以致用使得張先生接觸的病人逐漸多了起來。一些慢性腎病的患者聽說張先生師出那位知名的老教授，都紛紛前來求診。張先生按老教授的經驗與自己的實踐對病人一一診治，同樣以附、桂之類藥材為方，其中以附子十五克佐於方中。但幾天後有些病人竟然出現了流鼻血、牙齦痛、咽喉痛，或口乾便祕等不良反應。張先生百思不得其解，遂問其師老教授，才知是附子過量之故。

老教授說，南北兩地的自然條件，地理環境，水土氣候都有很大的差別，因此兩地人的體質各有不同，南部人對辛熱之品的耐受性比北部人差一些，而附子性辛、甘，屬大熱之物。所以只要酌情減少附子的用量，自可藥到病除。老教授還說，由於各地人的體質不同，所以對治療方法的要求十分嚴格，只有累積行醫經驗，才能正真做到辨證施治。他要求張先生在治療的時候不可拘泥於單一的藥方，對所學的知識要靈活運用。

張先生聽從老教授教誨，在充分了解各地族群體質差別的基礎上對症施治，最終成為了一名知名的醫師。

《醫學源流論》中說：「人稟天地之氣以生，故其氣體隨地不同。西北之人氣深而厚，凡受風寒難於透出，宜用疏通重劑；東南之人氣浮而薄，凡遇風寒，易於疏泄，宜用疏通輕劑；至交廣之地，則汗出無度，亡陽尤易，附桂為常用之品。若中州之卑溼，山峽之高燥，皆當隨地制宜。」說明了對於同一種病症，各地療法以及用藥的藥量都有明顯的差異，把握好種差異，才能藥到病除，對疾病起到根本性的治療作用。

對用藥的藥量，張錫純在《醫學衷中參西錄》中就說得更為細緻：「如大江以南之人，其地氣候溫暖，人之生於其地者，其肌膚淺薄，麻黃至一錢即可出汗，故南方所出醫書有用麻黃不

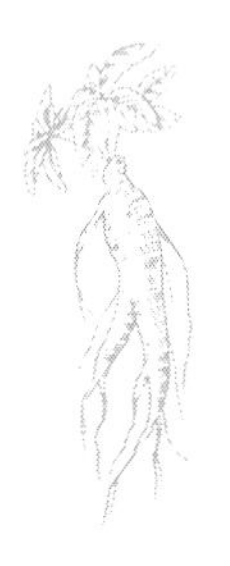

過一錢之語；至黃河南北，用麻黃約可以三錢為率；至東三省人，因生長於嚴寒之地，其肌膚頗強厚，須於三錢之外再將麻黃加重始能得汗，此因地也。」由此可以看出，對於同一種病症，在慮發病原因、發病症狀、發病時節的基礎上，還要考慮發病的地域。

> **小提示**
>
> 傳統中醫藥學具有濃厚的地理思想特色。它從整體觀念出發，運用變易的思維方式，在充分考慮自然地理環境不同的基礎上，了解人體生理功能、病理變化不同和藥材功效的差別，從而總結出同樣的病症在不同地域的治療方法。所以我們在養生治病的時候不僅要重視人的地域差異，也要考慮藥材是否道地。同一個地域，生態環境從古至今在不斷的發展變化，應當靈活的理解和運用古醫籍中的理、法、方、藥，對各地臨床辨證施治的經驗不可拘泥，要做到因地制宜。

地域不同體質各異

陰陽五行論氣候

不同的地域，具有不同的氣候特點，這一點早在遠古時期就被人們所認識。《黃帝內經》陰陽應象大論篇中就運用五行學說概述了五方氣候的基本特點：「東方生風，風生木；南方生熱，熱生火；中央生溼，溼生土；西方生燥，燥生金；北方生寒，寒生水。」

另外《黃帝內經》五常政大論篇中還運用陰陽理論，解釋了地域有南北高下之不同，氣候亦有寒熱溫涼之差異：「東南方，陽也。陽者，其精降於下，故南方熱而東方溫。西北方，陰也。陰者，其精奉於上，故北方寒而西方涼。是以地有高下，氣有溫涼，高者氣寒，下者氣熱」。

東南西北話體質

不同的地域，氣候、水質、土質、物產等均不同，人們的生活習慣，飲食結構受其影響也各不相同，長期居住在這些地域的人們，便形成了他們各自的地域性體質類型。比如《黃帝內經》異法方宜論篇中就提到：「故東方之域，天地之所始生也，魚鹽之地，海濱傍水，其民食魚而嗜咸，皆安其處，美其食。魚者使人熱中，鹽者勝血，故其民皆黑色疏理。其病皆為癰瘍，其治宜砭石。故砭石者，亦從東方來。」「西方者，金玉之域，沙石之處，天地之所收引也。其民陵居而多風，水土剛強，其民不衣而褐薦，其民華食而脂肥，故邪不能傷其形體，其病生於內，其治宜毒藥。故毒藥者，亦從西方來。」「北方者，天地所閉藏之域也，其地高陵居，風寒冰洌。其民樂野處而乳食，藏寒生滿病，其治宜灸焫。故灸焫者，亦從北方來。「南方者，天地所長養，陽之所盛處也，其地下，水土弱，霧露之所聚也。其民嗜酸而食腐，故其民皆致理而赤色，其病攣

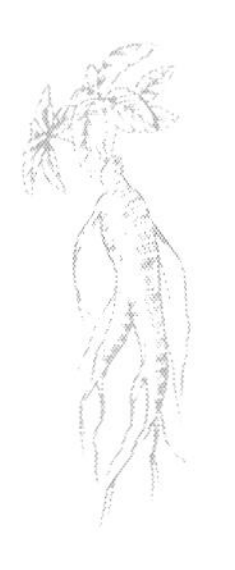

痺，其治宜微針。故九針者，亦從南方來。」「中央者，其地平以溼，天地所以生萬物也眾。其民食雜而不勞，故其病多痿厥寒熱，其治宜導引按蹻。故導引按蹻者，亦從中央出也。」這些內容初步概括了中國遠古時代，東、南、西、北、中五方的地形、地貌、水土、氣候、物產以及人的生活習俗、體質等特點。

元代著名醫家朱丹溪也認為：「西北之人，陽氣易於降；東南之人，陰火易於升。」也強調了西北地域屬陰，所以氣候較冷；東南地域屬陽，所以氣候較熱。由於地理氣候之不同，人的體質不同。人的體質直接影響到人健康與壽命。《黃帝內經》五常政大論篇中透過：「東南方，陽也。陽者，其精降於下，故右熱而左溫。」、「陽精所降，其人夭。」「西北方，陰也。陰者，其精奉於上，故左寒而右涼。」、「陰精所奉，其人壽。」告訴人們：東南方陽氣有餘，陽精自上而下降，所以氣候溫熱，人的壽命較短；西北方陰氣有餘，陰精自下而上奉，所以氣候寒涼，人的壽命較長。

地域族群體質現狀

人的體質與他所處的自然和社會環境密切相關，其飲食結構、風俗習慣、宗教信仰、生存環境，都會影響到個體體質。以中國為例，東部地區溼熱體質較多；南部地區溼熱體質和血瘀體質較多；西部地區氣虛體質、陰虛體質較多，陽虛體質較少；華北地區溼熱體質較多；東北地區氣虛體質、陽虛體質較多。

氣虛體質在西部和東北較多，可能與西部高海拔地區低氣壓、低氧分壓的特殊地理環境，以及東北冬季長、春秋氣溫比較低有關。陰虛體質在西部較多，可能與西部地區多風、乾燥、強紫外線輻射等特殊氣候環境有關。溼熱體質在南部和東部較多，可能與南部和東部地區高溫多雨，易釀生溼熱，且經濟發達，老百姓生活相對富裕，常吃熱量大的飲食有關。綜合上述因素，在治療疾病的時候必須考慮到由於地域環境帶來的體質差異。

小提示

在自然界中，如果氣候溫暖，則萬物生長快，收成比較早；如果氣候寒涼，則萬物生長慢，收成比較晚。透過這一現象我們不難看出「早成熟，早衰退；晚成熟，晚衰退」這個道理。說明了地域不同，氣溫不同，影響了萬物生成速度，所以說人體的健康長壽地域氣候環境也有著必然的聯繫。

一方水土養一方「病」人

水質不好影響健康

水是人類賴以生存的重要資源之一，人的體內含量最多的成分便是水，同時水也是人體所需營養來源之一。所以在我們經由口所攝取的飲食上，沒有哪種具有比水更重要的作用。因

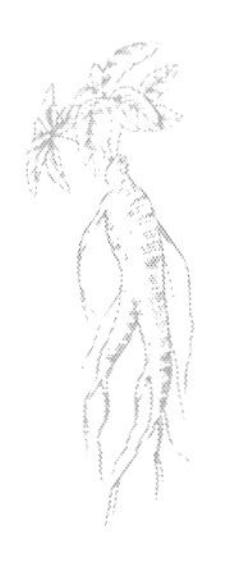

此，水代表了生命、健康、青春和活力。因此一個地區水質的好壞直接影響著這個地區人口的整體健康水準。

戰國時代的名著《呂氏春秋》就針對各地水質的不同，提出了水對人體健康的影響：「輕水所，多禿與癭人；重水所，多尰與躄人；甘水所，多好與美人；辛水所，多疽與痤人；苦水所，多尪與傴人。」意思是說水中含鹽分及其它礦物質過少的地方，多有頭上無髮和甲狀腺腫大的人，水中含鹽分及其它礦物質過多的地方，多有腳腫和下肢軟弱無力不能行走的人；水味甜美的地方，多有美麗和健康的人，水味辛辣的地方，多有生長疽瘡和癰瘡的人，水味苦澀的地方，多有患雞胸和駝背的人。這兒便提出了水中微量元素對人體健康的影響，從而提出了地域水質狀況與疾病的關係。

唐代名士陸羽在其所著的茶經中也寫到：「其瀑湧湍漱，勿食之，久食令人有頸疾。」這可能是因為水中缺少微量元素碘所致。明代李時珍《本草綱目》中寫到：「陰地流泉有毒，二、八月行人飲之，成瘴瘧，損腳力。澤中停水，五、六月有魚鱉精，人飲之，成瘕病。」此種病症就是現在的大骨節病。書中繼續寫到：「蓋水為萬化之源，土為萬物之母。飲資於水，食資於土。飲食者，人之命脈也，而營衛賴之。故日：水去則營竭，穀去則衛亡。然則水之性味，尤慎疾衛生者之所當潛心也。」告誡人們要注意飲水的選擇，尤其是對因水質不良而得病的患者，更要多加注意，提醒了水土與疾病的關係。

土質不好誘發疾病

水土誘發疾病，土質透過其所含的水分或透過植物、動物等食物鏈作用於人體。如果土中所含的某種人體必需的元素過少或過多，都會引起區域性疾病。若缺碘，將引起區域性甲狀腺病；若缺鈣，將引起區域性佝僂病和骨質疏鬆病；若缺硒，將引起區域性克山病並誘發肝癌等等。

北方高寒地區，氣候寒冷，多痺病、氣喘等病；湖泊地區，氣候炎熱多雨，久居潮溼之地，易患風溼、溼阻等病證。比如《諸病源候論．癭候》中就說：「諸山水黑土中，出泉流者，不可久居，常食令人作癭病。」指出癭病（指頸前腫大，結而成塊的一種病症。）的發生與水土有關。

自古以來就有「一方水土養一方人」之說，但有些地域性疾病也正是由這方水土養出來的。有人研究了水質硬度與心血管疾病死亡率的關係，認為心腦血管疾病的死亡率在軟水地區比硬水地區高。在日本，河水中硫酸鹽高的地區腦血管疾病死亡率也高。另有報導發現在飲用水質偏酸的地區腫瘤病患者較多。至於諸如大骨節病、克山病及單純性甲狀腺腫等疾病的地區性分布等事實已為大家的熟知。所以說「一方水土養一方病人」一點不為過。

另外，不同地域所居住的族群受其水土所影響，都會產生不同的體質，因此在養生治病的時候都要據其體質對症施治，在用藥，保養方面多加重視和區分。

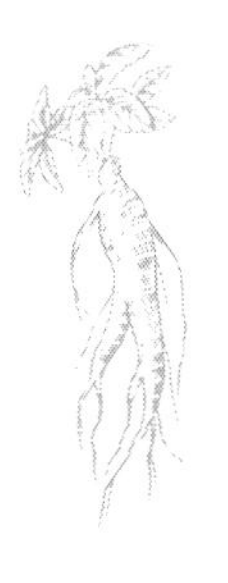

小提示

水質的污染會直接引起部分的疾病，其中重金屬對人體的影響特別大，下列是部分重金屬直接引發疾病，這些都是水質污染中常見的：

鉛 — 腎病，神經痛，痲瘋病。

砷 — 神經炎，急性中毒甚至死亡等。

鎘 — 骨骼變形，腰背疾病，中毒，紅血球病變等。

磷 — 有機磷中毒，呼吸困難等。

汞 — 神經中毒症，精神紊亂，痙攣乃至死亡。

鉻 — 腎臟慢性中毒，造成腎功能紊亂，癌症等。

地域不同藥量需加減

西、北用藥重，東、南用藥輕

中醫學以中國為例，其地域遼闊，南北氣候差異很大，人的體質特點也各不相同，所以用藥劑量也隨著人的體質有所區別。西、北氣候寒冷乾燥，又多風沙，人們肌膚紋理緻密，凡遇風寒用麻黃、桂枝等辛溫發散藥時，當用重劑疏通，才能奏效；而東、南方近海，炎熱潮溼，人們肌膚紋理疏鬆，如遇風寒則不必重劑便可疏泄。溼氣重的地區，附子用量較其他地區為大，療效才佳。因此一般來說北方人用量宜重，南方人用量宜輕；西方人用量宜重，東方人用量宜輕。當然這是指整體情況，對於個別患者，仍當是情況而定。

我們經常能看到，中醫在給人看病時，常常會對同樣症狀的病人開出同樣的藥方，如果我們仔細觀察就會發現，雖然這些藥方相同，但藥物的用量卻是不同的。漢代醫聖張仲景就認為，對待病人，必須要因人、因地、因時進行治療，那麼，這裡的「因人、因地、因時」究竟是指什麼呢？

中醫講究治療疾病要因人因地因時制宜，就是指在治療疾病的時候，要根據不同病人的體質，不同的治療時間、不同的治療地點來運用不同的藥物，而且要在處方的藥物用量上來嚴格的區別。這就是中醫學上所講的辨證施治。

中醫學認為，治病用藥的藥量和不同的地域有緊密的關聯，中醫把藥物分為寒藥和熱藥，就算是生長在同一個國家，也是有些地方潮溼，有些地方乾燥，這些因素都在影響著中藥藥效的發揮，所以高明的中醫在選擇用藥時就非常注意藥量的把握。

藥材的療效與產地有關

梁代陶弘景所著的《本草經集注》從藥名、產地、形態三方面闡述了藥材的療效與產地的關係。書中講到：「案諸藥所生，皆的有境界。秦漢以前，當言外國，今郡縣之名，後人增爾，自江東以來，小小雜藥，多出近道，氣力性理，不及本邦，假令荊益不通，則全用歷陽當歸，錢塘三建，豈得相似？所以療

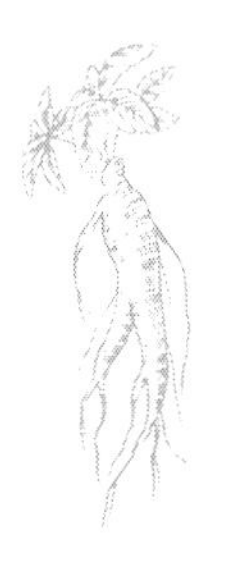

病不及往人，亦當此緣故也……」。明確的指出了就地取材產生的混亂和藥效不夠所產生的不良後果。同時他還指出，同是「蜀藥」、「北藥」，也要精選，要注意地域環境對藥材品質的影響。

唐代藥王孫思邈編著的《千金翼方》中，也特別強調「用藥必依土地」。由於不同地域的地形、土壤、水份、氣溫和光照等諸方面因素，使藥材的品質各不相同，對於同一種藥材，即使長成後其外形看不出多大明顯變化，但其內在的有效含量即特有藥效是完全不一樣的。因此在藥材的用量上也必須考慮到這個因素，對於不同產地的同一種藥材，藥效高的可以適量減少，而藥效差的不妨多用一些。

小提示

地域的不同，同樣的藥物用量上也是不一樣的，南方偏熱，北方偏寒，東方偏溫，西方偏燥。那麼這些偏溼的地方，就用一些燥烈的藥物，有時還可以多用一些，而偏燥的地方，燥烈的藥物一般就不用，如果非用不可，藥物的用量也要讓它小一些。

天南地北，學會照顧自己

健康是人生最寶貴的東西。人的一輩子總免不了有生病的時候，面對生病，我們首先想到的是醫生。然而最先發現身體出現不適感的卻不是不是醫生，而是我們本人。醫生在治療疾病的時候首先要聽患者自己對病情的描述，然後才能夠根據病因和經驗對症施治。因為最了解自己身體的不是醫生，還是我們本人。對食物的需要，對休息程度的判斷，對冷暖的感知，這些都要靠我們自己去體驗。所以能照顧好自己的人，還是我們本人。

隨著知識與經濟的發展，我們的一生不再局限於某一個地方，不再像從前一樣出生成長於此，成家立業於此，最後病老安葬於此。我們有太多的原因迫使自己不得不異地而生，或許是因為夢想的驅使，或是因為生活的逼迫。不管怎麼說，每到一個新的生存環境，我們首先要保證的還是我們的健康。

我們知道，很多植物在南方生長的欣欣向榮，然而移植到北方以後不是嬌貴難養就是枯萎敗死。人雖然沒有植物那樣嬌貴，但是很多人每到一個新的生存環境都會出現這樣那樣的不適，這就是我們常說的水土不服。由於人長期在一個相對來說固定的地區生活，完全適應了那裡的環境，一旦離開那裡，生活環境發生了很大的變化，水、土、糧食、空氣、溫度、溼度都不一樣，因而不能適應。每到這種時候，我們就更應該注重疾病的防治。

比如說南方的氣候溫暖溼潤，偶爾輕微感冒略感不適之時我們隨便吃點藥甚至運動運動出出汗，感冒就自然痊癒了。然而到了北方如果還是用這種態度對待感冒，那引發的問題就大了。北方氣候寒冷乾燥，在低溫的環境裡一遇到感冒如果不

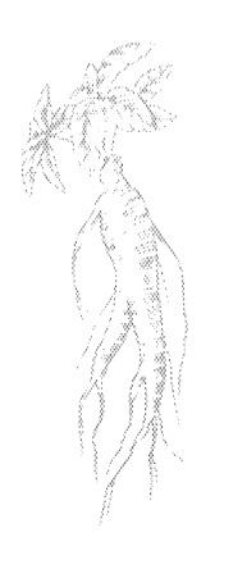

加重視，那麼感冒的症狀肯定會加重，甚至會引發肺炎、氣管炎等症。

因此，每到一個新的生活環境，只有了解並適應該環境，學會自己照顧自己，即使面對同一種病症，也要仔細分析，採取與環境相應的治療保養措施，才能夠治癒疾病，保持身體的長久健康。

小提示

如何治療水土不服引起的腹瀉？

一、多喝水，補充電解質。

二、盡量避免食用乳製品及固體食物。

三、不吃未煮熟的蔬菜、肉類、海鮮。

四、不喝不潔的飲料。

五、將水煮沸三至五分鐘後再飲用。

六、多喝可樂、柳橙汁等酸性飲料，有助於抵制大腸桿菌的數量。

七、確保餐具清潔。

八、使用止瀉劑。

九、請醫生開抗生素服用。

講座八：

生活中需要注意的幾點

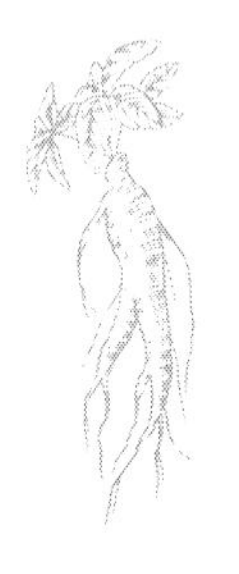

腎虛是怎麼虛的

現代人由於工作壓力大、運動量少，很容易出現全身的臟器功能衰退的問題，腎虛就是其中的一種。吃了不少的補腎產品，錢沒有少花，可就是不見腎虛得到什麼改善，甚至有時還陷入到越補越虛的惡性循環當中，這到底是怎麼回事呢？我們時常說到腎虛，有人就會問：「為什麼會腎虛？它是由什麼原因導致的？腎虛又該如何避免？」臨床上，腎陰虛較陽虛更為常見。現代人的體質多陰虛，易兼夾痰溼瘀毒。因此，在補腎時，要先弄清自己是哪種情況，是腎陰虛，還是腎陽虛？也只有擺脫了觀念上的錯誤，才能在補腎上相得益彰。

腎為先天之本

在西醫學中，腎是泌尿系統中一個獨立的器官，尿液的形成、調節和排泄主要在腎中進行。但中醫學所稱的「腎」卻不是一個器官，而是由一系列重要生理功能組合而成的系統，涉及範圍很廣。

中醫學中「腎」的含義較廣，「腎為先天之本」，「生命之根」、「腎主水」、「腎主納氣」，「腎主骨，生髓充腦，其華在髮」等等。可見，中醫的腎除了包含西醫的腎臟以外，還含有大腦、肺臟等功能。比如中醫講「腎藏精」，這裡的「精」包括男女生殖之精、水穀之精微及全身各臟各腑之精，更有一些目前還不甚了解的「精」，都藏於「腎」，這些都表明了腎與生殖系統有很大的關係，腎虛可引起男性的遺精、陽痿，女性的月經不調、不孕等；「腎主骨」，指的是腎與骨骼系統的關係，腎虛可引起下肢軟弱無力、牙齒鬆動等；「腎藏志」中的「志」，是指記憶力，腎虛時可引起健忘；「腎主先天」，是指人的先天體質由腎來決定；「腎開竅於耳」是講聽覺與腎有關，腎虛時可能會有耳鳴、耳聾症狀；「腎開竅於二陰」，指大小便與腎的關係；「腎，其華在髮」，指腎與頭髮生長情形相關；「腎主恐」，是講腎與驚恐這種精神狀態有關。由此可見中醫「腎」的概念既概括了實質臟器的腎，也代表了部分其它組織器官的功能，如心、肺、肝、脾、膀胱、神經、精神，男性生殖器官之睪丸，女性生殖器官之卵巢等的功能。平常這些器官有病態表現時，比如骨質疏鬆、牙齒動搖、頭髮早白、記憶力不佳、耳鳴、時有恐懼感等，在中醫常有「腎陽虛」或「腎陰虛」……之說，並從這個角度辨證論治。舉一個簡單例子，女性常見的月經不調或男女不孕症，從西醫角度看，這病症與腎臟毫無直接關係，而從中醫則從「腎」的病機進行分析下藥。由此可見，中醫學中的「腎」，不是用某一個器官或組織所能代表和概括的，它是個十分複雜的特殊的功能系統。因此中、西醫對「腎」的概念不同，不應混淆。

腎虛會出現哪些表現

傳統醫學所講的「腎虛」是一個寬泛的概念，一般來說，凡

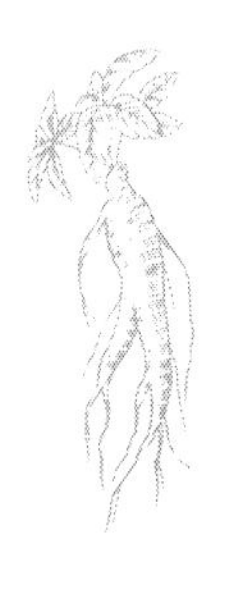

講座八：生活中需要注意的幾點

上述由腎主宰的生理功能在病因的作用下出現了明顯低下時就是腎虛。包括泌尿系統、生殖系統、內分泌代謝系統、神經精神系統及消化、血液、呼吸等諸多系統的相關疾病。所以，腎虛的症狀很多，概括如下：

腎虛的症狀在腦力方面表現為：記憶力下降記憶力減退，注意力不集中，精力不足，工作效率降低等。

腎虛的症狀在情志方面表現為：情緒不佳，情緒常難以自控，頭暈，易怒，煩躁，焦慮，憂鬱等。

腎虛的症狀在意志方面表現為：缺乏自信，工作沒熱情，生活沒激情，沒有目標和方向等。

腎虛的症狀在性功能方面表現為：性功能降低，男子性興趣降低，性慾降低，陽萎或陽物舉而不堅，遺精、滑精、早洩，顯微鏡檢查可見精子減少或精子活動力減低，不育。女子子宮發育不良，如子宮發育不良、卵巢早衰閉經、月經不調，性慾減退，不孕等。

腎虛的症狀在泌尿方面表現為：頻尿，排尿困難，小便清長等症狀。

腎虛的症狀還可能有：早衰，健忘失眠，食慾不振，骨骼與關節疼痛，腰膝痠軟，不耐疲勞，乏力，視力減退，聽力衰減。頭髮脫落或鬚髮早白，牙齒鬆動易落等。

容顏早衰眼袋、黑眼圈，膚色晦暗無光澤，膚質粗糙、乾燥，出現皺紋，色斑，中年暗瘡，肌膚缺乏彈性；嗓音逐漸粗啞，女性乳房開始下垂，腰、腹脂肪堆積；男性早禿等。

在此，大家應該注意一個問題：凡診斷腎虛時必須明辨腎陰虛、腎陽虛、陰陽兩虛，不能混淆。診斷錯了，用藥便錯，輕則病重，重則喪命，歷代名醫名案上都記載有因誤開或亂吃補腎之藥害人的慘痛教訓。

腎虛的病因是什麼？

談到腎虛，從腎的精氣作用上來說可分為腎陰、腎陽兩方面，腎陰與腎陽相互依存、相互制約，它們互相維持人體的動態平衡。當這一平衡遭到破壞後，就會出現腎陰、腎陽偏衰或偏盛的病理變化。

引起腎虛原因頗多，在此只提最重要的幾種。首先是已婚者的房事不加節制，未婚者意淫無節制，所願不遂，輕則夜半夢遺，重則白日精漏。其次是精神驚恐傷「腎」。在今天競爭劇烈的社會裡，人們的精神過度緊張，或爭利於市，或爭名於職場，但志高命蹇，妄念鑽營，以致心倦神疲，久而久之，傷腎致虛者，不乏其人。再其次是飲酒傷腎，酗酒能傷身：一傷肝、二傷腦、三傷生殖腺（睪丸與卵巢）。有位美國醫學家曾在門診觀察過四十四例男性飲酒志願者，經過隨訪發現在重度飲酒者中百分之五十出現不同程度之陽痛，百分之四十八射精功能不全，百分之八十四至少有一項性機能不全，如精液總量減少，精子減少，精子活動無力及異常精子等等。

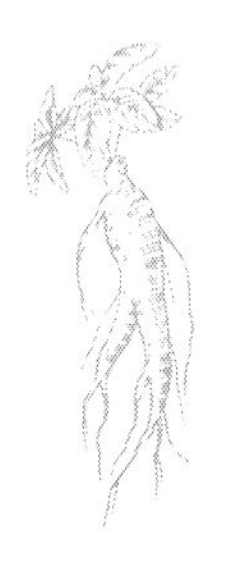

綜上所述，腎虛之所以多見，源於多種病因都可以導致腎虛。

腎虛該如何補

補腎，首先要確定腎陽虛還是腎陰虛。陽虛升陽，陰虛滋陰，調理反了非但達不到補腎的效果，反而適得其反，南轅北轍。比如，腎陰虛的情況下火就容易旺，陰虛火旺，如果這時再使用那些溫熱的壯陽藥物，等於是火上澆油，病人的熱性就更大了。反過來說，假如病人腎陽虛、怕冷，你再用一些滋陰藥，等於是雪上加霜，病人也同樣受不了。

「腎虛」按其本證而言常可分為三型，即腎陽虛、腎陰虛和腎陰陽兩虛。三型的臨床表現與治病原則是不同的，不能誤診誤治。

腎陽虛者可見臉色蒼白，畏寒肢冷，大便溏薄，夜頻尿頻，舌淡齒印，脈沉細而兩尺脈無力，腎陽虛的人適合吃的食物有海產品、韭菜籽。補腎可以選用金匱腎氣丸、五子衍宗丸等。

腎陰虛則見心煩易怒，大便祕結，小便黃赤，舌紅少苔，脈弦細帶數而雙尺偏盛，由腎陰虛導致性功能障礙的男性，平常可以多吃一些六味地黃丸類的補腎陰的藥物，另外食補也是很好的辦法，例如，用桑葚、枸杞、哈士蟆、黑木耳、黑芝麻、小核桃煮粥，也有不錯的效果。女性腎陰不足有上述表現者，可用生地、生牛蒡根各十克，煲湯服，每週兩次，不僅有良好的補腎陰作用，還有養顏明目的作用。腎陰不足頭暈口乾、皮膚乾燥、大便乾結者可用生地黃、枸杞、火麻仁等煲湯服。

腎陰陽兩虛者則兩組症狀可以參雜互見。其他如腰痠、耳鳴、遺精、陽痛等在三型中均可見到。在此再強調兩點：一是憑一種症狀不能確定某種症型，如單憑耳鳴一種症狀不能診斷為腎虛，更不能確定為哪一型腎虛，必須綜合一群特定的症狀才能確診；二是腎虛者往往兼見心、肝、肺、脾四臟中一臟或幾臟同時受損的症狀，如心腎不交，水不涵木等，治療時應予兼顧同治，否則會影響療效。

需要注意的是：許多人往往認為腎臟是影響男性性功能的最主要器官，腎虛就會性功能不好，以為多吃些補腎藥就能補腎壯陽，而實際上不是這樣的。先要搞清楚自己是那種腎虛？補腎時也不能圖一時之快，圖服用方便，圖立刻見速，實際上經常服用激素類西藥或含動物的藥材或產品，都是有很大危害的。若是透支體內的能量，往往會導致腎精虧損、陽氣耗竭，反而還會引發其它的疾病。

在生活中，不要讓腎過度勞損和過度透支，否則體質就會更加虛弱、疾病就會更加久病不癒。要正確看待腎虛，同時合理的調養和使用一些藥物，從而改善腎的功能。

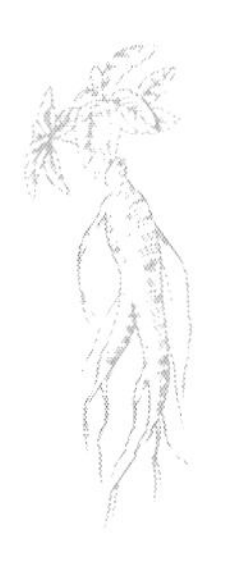

> 小提示
>
> 女性由於有內熱，所以進補時絕不宜食用過於溫熱的食物，如人參和鹿茸，否則會令陽火過旺，尤如火上加油，令體內津液燃燒得更快。其實，陰虛女性選擇補品時應以滋補肝腎和育陰養顏為原則，當中，冬蟲夏草是不錯的選擇。營養專家指出，冬蟲夏草可說是「百搭」品，其性質平和，不寒不燥，適合大部分人食用。冬蟲夏草一向具有補肺、補腎和護肝養肝的功效，主治由肺腎兩虛引起的咳嗽氣促。現代醫學更發現其具有平衡荷爾蒙和提高免疫力的作用，補益效用相當多，最適合肝腎陰虛的人食用。

脾胃不和百病生

中醫認為，脾胃為「後天之本」、「氣血生化之源」，脾胃的強弱是決定人之壽命的重要因素。明代醫家張景嶽提出：「土氣為萬物之源，胃氣為養生之主。胃強則強，胃弱則弱，有胃則生，無胃則死，是以養生家必當以脾胃為先」。可見，脾胃健旺是人們健康長壽的基礎。

中醫學稱脾胃為「水穀之海」，有益氣化生營血之功用。人體機能活動的物質基礎，營衛、氣血、津液、精髓等，都化生於脾胃，脾胃健旺，化源充足，臟腑功能才能強盛；脾胃又是氣機升降運動的樞紐，脾胃協調，可促進和調節身體新陳代謝，保證生命活動的協調平衡。而人的元氣是健康之本，脾胃則是元氣之本。金元時期著名醫學家李東垣提出：脾胃傷則元氣衰，元氣衰則人折壽的觀點。在他的《脾胃論》中：「真氣又名元氣，乃先身生之精氣也，非胃氣不能滋之。」。並指出：「內傷脾胃，百病叢生。」說明脾胃虛弱是滋生百病的主要原因。

由此可見，脾胃功能正常對人體的重要性，但是，現實生活中我們卻又會經常在無意間傷害了脾胃，而我們自己卻不知道。都有哪些因素容易引起胃受傷害呢？下面我列舉幾個，大家可以自行對號入座。

一、藥吃多了傷胃。

所有的藥物都能嚴重傷害身體的器官，大家都知道吃西藥傷胃，其實吃西藥不只傷胃，五臟六腑都會受到傷害。經常吃西藥的人，身體各方面的毛病也都很多。所以，不要靠藥物維生，要從飲食習慣、情緒、環境各方面下功夫。因此，能不吃藥，就盡量不吃。即使非吃不可，也一定要把它當作過渡時期的手段，有效的控制過程。

二、吃得太飽。

去吃自助餐的時候，餐廳打的口號就是，隨你怎麼吃，只要別過度浪費。於是，三五成群的結伴一起上自助餐廳，人多也熱鬧，大家都是吃些自己愛吃的，供應的量多又豐富，於是就使勁猛吃。吃的東西是不少，也很美味，但是呢？你有沒有考慮到你的胃，吃得太飽了，胃肯定承受不了。人要節制，

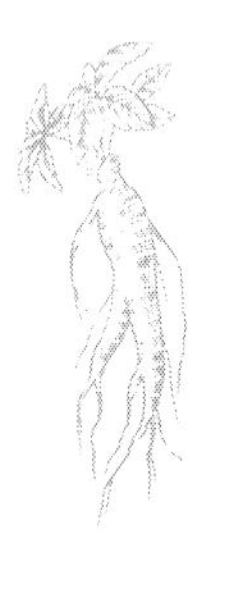

節制特別重要，養成好的習慣，比如吃七分飽就好。不是有這樣的說法嗎？四十歲後六分飽；五十歲過後五分飽，直到一百二十歲。

三、憂思最傷脾。

一定要懂得把憂慮煩惱釋放出去，心煩慌亂的憂思要不得，憂思會造成對脾的傷害。像是在飯桌上教訓孩子的父母，光知道生氣，責備批評孩子，這樣一來不但會影響孩子的食慾，弄得孩子也不能好好吃飯。教育孩子可以，但是時候不對呀！起碼不應該在孩子吃飯的時候。還有不開心的人，經常愁眉苦臉的，整天心情不好，搞得身體也虛弱。還經常生病，病了後還不容易好起來。建議大家在看待問題上不要老鑽牛角尖。

四、壓力太大，傷害脾胃也太深。

壓力是所有造成脾胃傷害中最大的原因。這也是我們現代人所面臨的最大問題。其實壓力不只引發脾胃問題，還會引發糖尿病、心臟病、高血壓，尤其與癌症有最直接的關聯。壓力傷脾胃，當壓力已經超過了它能承受的係數時，脾胃就會先受損，但是真正的長期累積之後，受害的又是整個身體細胞，還會開始引發其他病變。所以日常要盡量放鬆，改善你的情緒，不要把壓力弄得太大。沒事時，可以多運動。

脾胃損傷者不妨從注意下面的習慣開始：

一、養成好的飲食習慣。

脾、胃具有消化、吸收、運輸營養的功能。造成脾胃損傷的主要原因，中醫稱為「飲食所傷」。在日常生活中，要注意飲食營養成分的均衡。在用餐上要定時定量。也不要把不同的肉類一起吃，這樣不太好消化。不要飯後馬上就吃水果和甜點。也不要到睡覺前還吃東西，這樣不規律的生活，不僅受損身體，還會使整個心靈的狀態都會出問題，影響第二天的效率和心情。

二、多吃些養胃的食物。

注意胃的保養。可多吃南瓜，適合胃病患者。南瓜內含有維生素和果膠，果膠有很好的吸附性，能黏附和消除體內細菌毒素和其他有害物質，如重金屬中的鉛、汞和放射性元素，起到解毒作用。南瓜所含成分能促進膽汁分泌，加強胃腸蠕動，幫助食物消化。有防癌功效，並能幫助肝、腎功能的恢復，增強肝、腎細胞的再生能力。

多吃小米，可以做點小米粥來喝。可以起到暖胃，安神的作用。平時吃飯的時候就可以喝上一碗，在不知不覺中還起到了養胃的作用。豈不是很好嗎？也可以把小米粥當做早餐，很方便也很省事，並且還有營養，除此此外還能起到養胃的作用。真是一舉兩得。

另外還可以多吃些菠菜、胡蘿蔔、洋蔥、大蒜等。

下面一道菜，也可以起到溫胃止痛，治虛寒胃痛的作用。

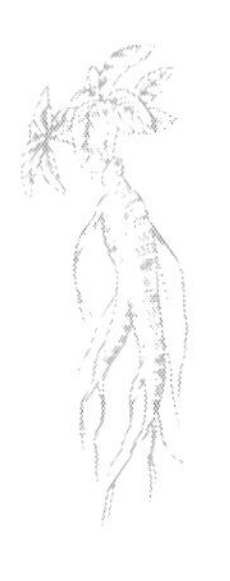

清燉鯽魚

做法：將鯽魚去鱗及內臟，生薑（五十克）切片後在魚上放幾片，其餘和橘皮（十克）、胡椒（二克）、吳茱萸（二克）一起裝進紗布包填入魚腹內，加入黃酒（五十）克、鹽、蔥、和水（十五毫升），隔水清蒸半小時，取出藥包加入調味料即可。

小提示

在日常生活中，飲食營養成分的均衡，進餐的定時定量都有利於脾胃的保養。飲食失宜是造成脾胃損傷的主要原因，中醫稱為「飲食所傷」。包括三個方面：一是飲食不加節制，包括飢飽失常和飲食規律失常。二是飲食偏嗜，包括偏飲、寒熱失宜，過食肥甘厚味，及嗜酒無度等。三是飲食不潔。

談上火：火從何來？

如果有一天你突然發現嘴裡長了小泡、潰瘍，牙齒疼痛、出血，咽喉乾痛，身體感到燥熱，大便乾燥……去醫院，醫生會告訴你說：上火了。這個詞也許你一點都不陌生。也許你自己都懂得給自己開些藥來清熱、降火。比如吃點去火的藥，喝點去火的茶，來點去火的水果。可是看著身邊越來越多的上火族群，你可能有這樣的疑問：什麼是「火」？火從何來呢？「上火」又該怎麼辦？

你大概聽說過「生命之火」這個詞吧，人體裡本身是有火的，如果沒有火那麼生命也就停止了，這就是所謂的生命之火。從某種意義上說有火則生、無火則死，當然火也應該保持在一定的範圍內，比如體溫應該在三十七度左右，如果火過盛人就會不舒服，會出現很多紅、腫、熱、痛、煩等具體表現。

從中醫角度講，有「實火」、「虛火」之分。

「實火」是指，身體由於外界環境及飲食不當引起的陰陽平衡失調導致「陽亢」，引起功能障礙。

「虛火」是指，本身是陰虛體質，陰陽失衡，導致表面現象「陽亢」，實際上是本身陰虛造成的相對「陽亢」，通常陰虛體質表現為「虛火」，所以同時有氣血虛的表現，比如：臉色蒼白、手足冰涼、頭痛失眠、多夢、便祕等。

對於「虛火」、「實火」中醫通通把它們稱為邪火。認為人體出現諸多問題都是由這些邪火造成的。那麼人體的邪火到底是從哪裡來的？是自身引發的還是外界因素所導致的？中醫認為邪火大部分還是由內而生的，外界原因可以是一種誘因。總體來說還是身體的陰陽失調引起的。在平常，人體總是會維持在一個恆定的體溫之下，來維持生命活動。在體內和體外我們會分出正氣和邪火。邪火就是指亂氣，它會誘發人體氣機發生逆亂。外邪侵入後，會影響體內兩火的盛衰衡逆。就瘦子和胖子而言，亂氣在胖子的體內容納比較容易，可以很快的透過經絡將亂掉的氣轉移，而瘦子就不行，主要依靠的是自身的散熱將這些散發出去，這樣所需要的時間就比較長，所以相對的瘦子

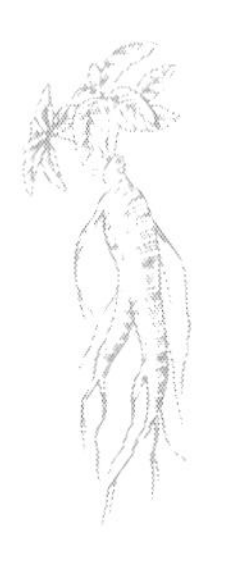

就容易上火。

現代醫學認為，「上火」的原因是微循環障礙，細胞所需的氧氣和養料不能及時供給，同時代謝產物（如乳酸、尿素等）又不能及時清除，所引起的一系列功能障礙。造成微循環障礙、血流緩慢的原因：一是本身基礎體質差，加之不正常的生活方式（如過多食用甜食、過度飲水、出汗多等），導致體液失衡、血液變稠，循環緩慢，醫學上稱之為低滲性脫水。二是本身氣血虛弱，心血管系統的功能不好，導致循環不良。

很多人認為上火是小毛病，吃點藥或者自我調節一下就可以了。實際上上火有時情況比較輕，是可以自己調節的。但是對於一些特殊族群比如老年人或者有基礎疾病如心血管疾病的人來說還是應該特別注意的。

比如，有的人認為體內有火，吃一些瀉火的藥就行了，這些瀉火的藥多為瀉藥，一味地用瀉藥的結果是導致大便稀，加重脫水，這是以減少血容量為代價，使心跳加快，雖然心跳加快後，能使循環短時間內加快，在一定程度上能糾正一些缺氧狀態，「上火」症狀會相對緩解，但這種以損害體質為代價，惡性循環的治療法是極不可取的，一段時間後會帶來下一輪更嚴重的功能障礙（「上火」）。另一種是「上火」後出現口乾，人們就反覆喝白開水，這樣做的結果是反覆喝水，反覆多尿，而多尿則會丟失鈉離子，反覆加重低滲性脫水。

所以，當你的身體出現上火的症狀時，你要分清楚原因，才能進行所謂的瀉火。

對於體質正常的族群，應當適當服些淡鹽水，稀釋血液，恢復血液水電解質的平衡，營造一個正常的血液環境。

對於氣血虛弱者引起的「虛火」，首先應該調養氣血，提高體質，待氣血好轉後，心血管系統功能得到改善，陰陽平衡自然會調節，達到根治的目的。

小提示

上火，要多吃點「苦」，因為苦味食物是「火」的天敵！最佳的清熱解毒的苦味食物是苦瓜。可以吃點苦瓜炒雞蛋，或者是涼拌苦瓜。涼拌著吃時，可放點鹽、香油，這樣不會破壞苦瓜本身的營養成分。也可以用苦瓜榨汁來喝，這種生苦瓜汁能使身體迅速吸收大量的苦瓜有效成分。為了讓苦瓜不至於那麼苦，可以在吃之前，用鹽水泡泡，或放在開水裡燙一下，就能去除苦瓜中的一些苦味和草酸，因為苦瓜中含有草酸，不利於食物中鈣的吸收。

談陰陽失衡：何時補陰，何時補陽

陰陽平衡是人體的最高境界，偏陰偏陽都是病，陰陽兩安，則天下無事。在茫茫宇宙中，很多都是陰陽論：比如男為陽、女為陰；體表為陽、內臟為陰；皮膚為陽、肌肉筋骨為陰。陽是活躍的、上升的。陰是靜止的、下降的。他們一個在外，完成人體各組織器官的功能；一個在內，為身體不斷的儲備和

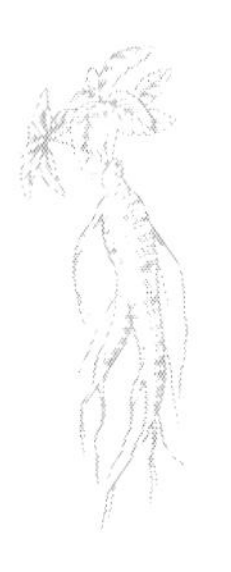

提供能量支援。

陰陽失衡易得病

中醫的病機主要就是陰陽失衡，中醫的辨證論治就是辨清臟腑陰陽氣血失衡的部位，然後透過處方用藥用以糾正陰陽的失衡，病就會好了。

就拿高血壓來說，從中醫角度來說，高血壓的病機最常見的就是陰虛陽亢。記得還在國中的時候，我的國文老師得了高血壓，休假去了，後來老師痊癒了，是中醫治好的，中醫說老師的高血壓是陰虛陽亢引起的。陰虛陽亢，這是我第一次接觸中醫的陰陽，給我留下了很深的印象。後來我學中醫更加體會到陰陽平衡的重大意義。高血壓的主要病因是陰虛陽亢，大部分是肝腎陰虛導致肝陽上亢，從而引起陰陽失衡。所以若想治好高血壓，就要透過滋養肝腎之陰，以平抑肝木，血壓便能降下來，這是治本。所以高血壓可以透過中醫調節陰陽以達到治本的作用，而平衡陰陽的目的就是為了治本。

我們知道，陰陽要平衡人才能健康不生病，陰陽失衡就會導致疾病的發生，中醫的辨證論治就是去辨別人體中哪幾個臟腑發生陰陽失衡，然後透過處方用藥糾正陰陽失衡、恢復臟腑的平衡，這樣病就會好了。

陰陽失衡對人體有什麼危害呢？

第一，陰陽輕度失衡可導致人體長期處於亞健康狀態。

第二，陰陽中度失衡導致疾病、早衰。

第三，陰陽重度失衡導致重病。

第四，陰陽離絕則生命終止（死亡）。

所以，中醫無論是治病或養生都與維持陰陽平衡有著極為密切的關係。

陰陽失衡後會表現出什麼症狀？

「過盛」時為亢盛。冬天陰盛，所以寒冷，夏天陽盛，所以炎熱。天人一體，人體是如此，陰陽也是如此。當人體出現寒熱的病症後就要「寒者熱之」、「熱者寒之」。

「不足」則為虛衰。如果陰陽一方出現了虛衰，亦可引起寒熱之象。陰虛則熱和陽虛則寒。陰虛不能制約陽，導致陽亢盛而熱，同理，陽虛不能制約陰，則陰亢盛而為寒。

陰虛主要表現為體型消瘦、脈象細數、盜汗、口燥咽乾、大便乾結等。陽虛主要表現為舌淡胖怕冷、自汗、口淡不渴、大便溏薄虛等。陰虛陽虛都是虛，都是不足，要維持陰陽的平衡和常態，就要進補。

為什麼說春夏養陽、秋冬要養陰？

春夏時陽氣上升，是陽長陰消的階段。人體的新陳代謝也開始旺盛，此時宜順應氣候的特點，隨這種陽長的趨勢來養陽。春夏兩季陽氣盛，陽虛之人，此時養陽可得天助。秋冬時陰氣上升，寒冷給萬物提供了有利的時機，此時宜順應陰長的趨勢養陰。而秋冬兩季陰氣盛，陰虛之人需滋陰養液。

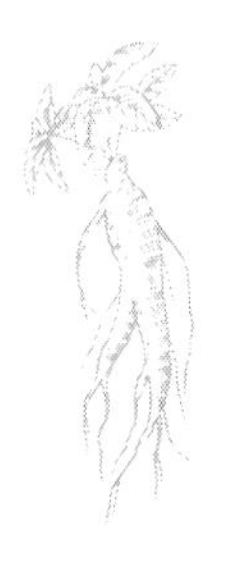

講座八：生活中需要注意的幾點

春夏養陽需要注意些什麼？

春夏陽氣生發，盛達於外，而胃中虛冷，可適當多吃薑、蒜。按照「春夏養陽」的理論，在飲食上就要注意要吃的清淡些、少油膩。即使在春夏也不要過多的貪涼飲冷，如過多的喝冷飲、冰鎮啤酒，或過量的吃冰淇淋等，這樣做都不好，尤其是老人和幼兒，會傷到脾胃的陽氣。更需要提醒的是「養陽」並非「補陽」，所以人參、鹿茸等大補之物，非陽虛之人，春夏還是不碰為好。

秋冬養陰需要注意些什麼？

別放開胃口大吃牛羊肉，忌只進補肉類。

經過春夏季節後，天氣轉涼，人的胃口也隨之大開，於是被很多人在夏季裡冷落的火鍋又重新受歡迎起來。牛羊肉的確是這時節很好的補品，但吃得過多後就會出現腹脹、消化不良等症狀。

這主要是由於過於油膩的食品不易消化吸收，而脾胃又尚未完全恢復到正常的功能。當體內堆積過多的脂類、醣類等物質還很有可能誘發心腦血管疾病。別忘記了：在適當食用牛羊肉進補的同時，不應該忽視蔬菜和水果，這樣才可能為人體提供多種維生素和微量元素。

還有愛美的現代女性們，在深秋和冬季仍然穿著裙子，美麗「凍」人的時候，就只要風度而不要溫度了？其實這樣穿會給身體帶來極大的麻煩，因為這時人體為了保護自身身體不受寒邪的傷害，就不得不調動正在閉藏的陽氣來抵禦寒邪侵襲，久而久之，陽氣就無法得以正常的保存。

陰氣在哪些地方最多？

第一，海邊、山林、河畔、高山。在這些地方進行鍛鍊，做深呼吸，吸入大量的陰氣，無疑對養陰特別有益。

第二，接地氣。這是養陰的重要方法。因為天為陽，地為陰，地是陰氣的礦藏，所以接地氣十分重要，這就是說，應該經常赤足，這樣地氣可以從足心的湧泉穴上升入人體。

第三，北方。這是陰氣產生的重要方向，所以陰虛養陰要面朝北，以汲取北方陰氣。

第四，夜晚，面向月光。因為晝為陽，夜為陰，日為陽，月為陰，所以陰虛之人補陰，在夜晚面對月光效果最好。

第五，低窪處。這是陰氣較濃之處，因為高為陽，低為陰。住一樓也有好處，每天都能接著地氣，因此住一樓的人的壽命要比住高樓的人長。

陽氣在哪些地方、哪個時辰最多？

第一，正午，日正當中，立於庭院，脫帽，日精可從頭頂百會穴進入體內。

第二，站在高樓、高處面向南方，打開窗戶，陽氣可隨光照從皮膚進入人體。

第三，日出時，面向東方，做深呼吸，陽氣可從鼻孔及人體皮膚毛孔進入體內。

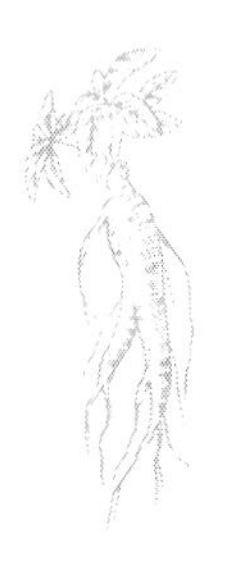

第四，晴天時，藍天白雲，站在曠野，做深呼吸，陽氣可從口鼻進入人體。

總之，要去天氣好、太陽光好、南方、東方、向光、高處去吸收陽氣。

小提示

關於陰陽，我們要「損其有餘」和「補其不足」。中醫認為，生病就是因為人體的陰陽失去了平衡。要恢復健康，就要恢復陰陽平衡。說到人與自然的關係，人與自然其實是一個和諧的統一體，即天人合一。如果能將人體陰陽的說法與四季氣候的特點有機的結合起來，那麼在疾病的調理以及保健養生中，就會起到很好的效果。可見春夏養陽、秋冬養陰便是這種思想的結晶。

談進補：同樣是補，該如何補

我們從電視上經常可以見到這樣一幕，宮廷或是達官貴人之家的人生了病，醫生不光是治病，而且還會多開上一些補藥為其調理身體。那時的進補是一種權貴的象徵，普通老百姓可用不起這些補藥。但是，現在的生活條件好了，鄰里之間，同事之間，朋友之間，經常會談論到進補之事。

進補是運用補藥以促進人體臟腑功能和調整陰陽氣血平衡的一種方法。此法常用於扶助人體氣血的不足，協調陰陽的偏盛偏衰，使之歸於和平。

一般來說，凡人體有所不足，都可以進補。《內經》說：「邪氣盛則實，精氣奪則虛。」、「虛則補之」、「形不足者，溫之以氣，精不足者，補之以味。」。因此，凡精氣血不足者都可以用補藥以補充和糾正。形成病理體質的根源在於陰陽氣血之盛衰失衡，臟腑功能之生化失常，精血津液之運轉失調，而其關鍵多在於「虛」，或以虛為主，由虛致實。因此，進補對於糾正病理體質尤為重要。傳統中醫進補，各有特色，有以五臟分補的，有以陰陽氣血分補的，亦有將二者結合起來的。

然而，有的人在進補後精神體力大增，但有的人卻在進補後胸口發悶，口乾舌燥，甚至，皮膚上還起了許多小紅疹子。這時，有的人就會問，同樣是補，那究竟是該怎麼補呢？

哪些人需要補？

長年體弱多病，發育遲緩的孩子。

看起來面黃肌瘦的、不好好吃飯，偏食挑食。天氣稍微一變，風吹受涼就感冒了。可以酌量吃冬蟲夏草配合黃耆、西洋參、山藥來改善體質。

經脈空虛，惡露出盡，生產之後的女人。

常見頭暈、疲倦無力，膚色蠟黃又帶點蒼白，眼睛痠澀、姿勢性低血壓、脈沉細弱等症狀，可以服用八珍湯配合固腎藥來加速產後體力恢復。

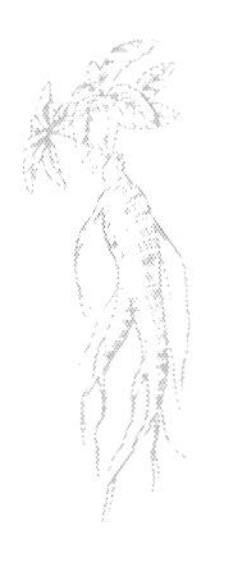

需要恢復元氣，大病初癒的人。

由於剛得了大病，特別容易疲倦，加上氣短出虛汗，食慾不振，體重比以前輕了不少。這時就可服用四神湯配合補氣藥物來加速復原身體。

需要長時間的工作，消耗過度的許多職場人士。

由於工作的關係，經常需要加班、熬夜的人，熬夜會耗傷人體的津液，若再加上平時喜歡喝咖啡，喝濃茶來提神，愛吃生冷的食物，這些都會使人出現過度消耗後的容易疲倦、四肢冰冷、體力不支，沒有食慾，以及愛腹瀉等症狀，此時宜採用參耆、配合肉桂、仙茅等藥物來益氣助陽。

進補的禁忌？

對自身狀況不清楚的人不要自行進補。

中醫院門診裡常見到自行進補過了頭的患者，不知道自己是什麼情況就開始補，結果反而引出了上火和傷津耗血的副作用。建議如果您對於藥性與人體病理都還不太了解時，就不要貿然補來補去，要諮詢醫生並且在醫生的指導下並且按照計劃來進補。

身體不虛弱的不要隨便補。

一個身強體壯，氣血調和的人也來進補。這也不見得就是件好事，為了強健身體而隨便進補，就會像畫蛇添足一樣，多此一舉。也沒什麼必要。

陰陽不合的不要補。

比如陰虛體質而誤用高麗參、肉桂、鹿茸等補陽藥，則陰更虛，而且虛火更大。陽虛體質卻誤用當歸、枸杞、生地黃等補陰藥，則陽氣更虛，且腸胃容易因難以負荷而腹瀉。陰陽不合，互相衝突而硬補，就就好比拆了東牆補西牆，不但白費心思，反而弄巧成拙。

何時進補最好？

關於進補的時間問題，中醫強調人與天地相應的原理，因為「冬至一陽生」，自冬至之日開始，日漸長而夜漸短，於此時進補，可以助長陽生之氣。故一般中醫常常勸人於每年冬至開始進補。再從人體實際的生理變化規律來看，人到冬季的消化吸收功能要比夏天好，如果於此時服用補藥，效果會更加顯著。而夏天因為陽盛溼熱重，此時進補溫熱之品容易化熱傷津，如服用滋補血之藥，又易導致溼熱滯留體內，阻礙脾胃發揮其運轉功能。進補如果掌握不好分寸會引起一定的副作用。

冬季進補好，這是對於一般人而言，但是，對於那些身體虛弱之人，什麼時候見不足之象，即可進補。

補藥更須對症補

我們拿人參為例。人參含有人參炔三醇、胡蘿蔔幽醇和蛋白質合成促進因子等，有興奮中樞神經、改善免疫機能、促進造血和消化的功能的作用。有人認為，人參能夠「有病治病，

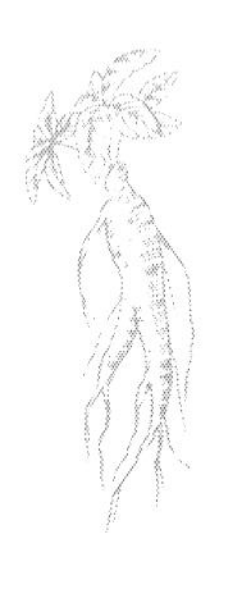

無病強身，人人適用。」其實這個說法非常片面。如果不論有病沒病，也不管是什麼病，就長期不恰當的服用人參及人參製品，這會很容易出現「人參濫用綜合症」，像鼻出血、體溫升高、血壓升高、眩暈頭痛、煩躁不安等。還有的人讓家裡的小孩也吃，這樣很容易讓小孩出現性早熟、抽搐、驚悸、晨瀉等的症狀。

人參其實和其他中藥一樣，有其嚴格的適應症和禁忌症，氣虛者服之可癒，氣不虛者服用則易形成氣鬱化火之症。而補藥雖有補益的性質，但同時也具有一定的偏性，使用不當易導致人體的陰陽失調，臟腑功能紊亂。服用人參等補藥的目的是為了協調人體氣血陰陽的偏衰，使之趨於平衡。但健康人就沒必要服用，而生病者應在醫生的指導下對症服用人參。

對於西洋參也是這樣，如果搞不清體質是陰虛還是陽虛，就不能亂吃西洋參。

隨著生活條件的提高，如今大家越來越重視補養了。像是西洋參就備受大家的青睞，很多的西洋參產品花樣繁多，比如西洋參蜂皇乳等。的確西洋參在治病健身方面確有獨到之處，它有補氣養陰、清火除煩、養胃生津之效。

但它也有其禁忌！胃有寒溼者忌服。陽氣不足的人服用後，會使人四肢浮腫、畏寒怕冷、心跳緩慢、噁心嘔吐、男子出現早洩、滑精，女子出現性慾淡漠、痛經。

還有很多人認為西洋參的療效比人參好，這也是一種誤解。雖然兩者均有補氣作用，但藥性方面卻有寒溫之別，而且西洋參的藥力不及人參，如果是要對休克或低血壓等病進行治療，仍以人參為佳。由此可見，西洋參只適宜於氣陰兩虛有熱度的病人。

小提示

現在的人生活水準普遍提高了，用在健康上的投資也相應增加了，這雖是好事，但是凡事都講究適量，針對不同情況，補就要達到效果，切不可不分青紅皂白，就開始亂補一氣，那樣不但達不到什麼好的效果，還會引來不必要的麻煩，給身體造成負擔。同樣是進補，就要知道該怎麼樣去補，才能使我們的身體越來越棒。

同病同藥不同效

前一段，感冒在許多家庭中暴發，在大家交流抵抗感冒經驗的時候，不少人注意到一個有趣的現象：同是一個家庭的成員，得的是同一種病，吃的是同樣的藥，但效果卻大不相同。有的人療效顯著，另一些人毫無效果，一部分的人甚至會因為藥物劑量過大，而導致不良反應。這是怎麼回事呢？其實，這是由患者性別、年齡、體重、肝腎功能，及病情等綜合因素所造成的。

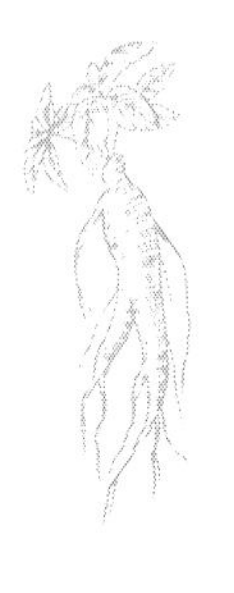

基因不同決定了藥效的差別

這就像有的人酒量大，而有的人卻一喝就醉一樣。研究發現，當酒精進入人體後，需要透過肝臟的酶代謝。而由於基因的原因，這些酶的活性在不同族群中存在差異，代謝酒精的能力就會有所不同，因此造成酒量的差異。同樣的道理，人的「藥量」也會有差異。

近年，人類基因的核酸序列測定完成，發現人類在遺傳上具有百分之九十九點九的共性，這決定了每個人都屬於同一個生物種屬。但百分之零點一的差異卻決定了個體之間的不同，並由此導致生理和代謝的差異。人體中的與藥效發揮相關的基因，這些基因在不同人種、不同民族間，甚至在不同個體間存在著差異。

有一個著名的藥物試驗案例。抗腫瘤藥物艾瑞莎，在歐美國家試驗時，療效並不理想。然而在中國進行的臨床試驗卻發現，能顯著延長部分患者的生命。這個事例證實了我們與白種人之間的人種差異，會造成藥效大相徑庭。

影響藥效的基因，主要包括以下兩個方面：藥物代謝酶的差異及藥物作用靶點的差別。

代謝藥物的酶差別很大

與藥物代謝有關的酶存在於人體諸多器官中，但主要集中在肝臟。同一種酶在不同種族及個體間的活性差異極大，從而產生的藥物效果也會不同。

例如，抗癲癇藥物苯妥英，個體間療效差異巨大，而且在某些患者中不良反應較多。經過深入細緻的研究，藥理學家發現，人體代謝該藥物的酶存在著基因差異，分為高活性與低活性兩類。其中高活性者比例較高，因此說明書上推薦的用藥劑量，是根據高活性者設計的。如果低活性者按此劑量服用，由於代謝酶的缺陷，藥物會在體內濃度升高、停留時間延長，故容易發生不良反應。此外，這種酶的缺陷在不同人種中差別也很大，白種人有百分之五，而中國人則高達百分之十五左右，因此不良反應較多。

類似情況還出現在下列常用藥中，如心血管藥物美托洛爾、普羅帕酮、硝苯地平，精神神經科藥物氟哌啶醇、阿米替林、嗎啡，解熱鎮痛藥安替比林，以及抗結核藥異煙肼等。

藥效不同還與「靶點」有關

藥物進入人體後，必須與相應部位結合才能發揮效果，這種結合點被稱為「靶點」。在不同族群中，靶點數量及品質都存在差異，會導致藥效的不同。比如有人服用消炎止痛藥後會出現溶血，是因為其紅血球缺乏一種酶，無法與該藥物的代謝產物結合，也就無法解毒，從而導致溶血。

如今，「同藥不同效」的現象已得到科學的解釋。以基因為基礎的藥物治療學應運而生，它能對種族及個體基因的差異進

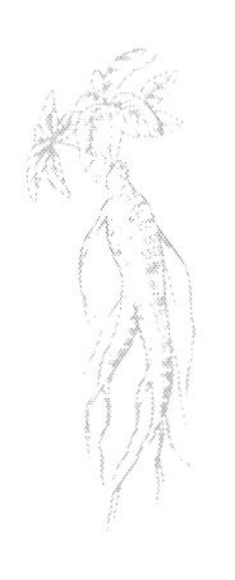

行精確的分析，預測不同個體對藥物的反應，從而決定用藥劑量，以減少不良反應。因此，任何在國外已經上市的藥物進入臺灣時，都必須重新作臨床試驗。大家在用藥時，也要考慮個體對藥物代謝的特點，每種藥物都不能聽信他人的經驗，最好和醫生結合您自身的狀況來確定劑量。

> 小提示
>
> 對症下藥這一成語，就用來比喻要善於區別不同的情況，正確的處理各種問題。對症下藥，就是針對病情決定用藥，這是治癒疾病的關鍵。但對症下藥要求對病情的診斷必須準確，如果在病因不明確的前提下，盲目的下藥，常會掩蓋疾病的實質，造成誤診、誤治。

用藥的三種錯誤心理

今時今日，治療藥、保健品、營養品、滋補藥極大的滿足了人們的治療、保健需求。但遺憾的是，由於醫藥知識的匱乏，人們對藥品盲目濫用的現象也時有發生，已成為嚴重的「藥害」。在我們的生活中就有以下幾種用藥的錯誤心理非常值得我們引以為戒。

錯誤心理一：從眾心理。

凡是廣告中宣傳的藥物、凡是別人用了有效果的藥物，就積極試用。而且不少人迷信最新推出的高價藥、新藥、特效藥，似乎治病非它們不可，對一般常用藥不屑一顧。事實上，藥物的藥效因人而異、因病而異，並非某種藥物對人人都能適用。

錯誤心理二：保險心理。

老百姓對中藥素來親近，理由是「中藥治本」，認為服中藥比西藥保險。長期以來，懷著「中藥無毒無副作用」、「吃中藥最安全」等心理的大有人在。似乎吃中藥不必要限定嚴格的劑量，服用方法也用不著過於講究。其實中藥「有病治病，無病也能強身」的說法是錯誤的。

殊不知，凡是藥物都具有兩重性，既可治病也可致病，這就是俗話說的「是藥三分毒」的意思。中藥同樣要經肝臟解毒、腎臟排泄。中藥服用過量也會發生中毒，如附子、草烏可引發心律不整，甚至心臟停搏。臨床上曾發生過服用人參，因「虛不受補」致大出血未及時得到搶救而喪命的。一定得克服如此保險心理，用藥前應多加考慮。

錯誤心理三：速效心理。

忽視或缺乏預防、保健意識，寄希望於得病後立即吃藥、立即吊點滴，病情很快就會好。於是，既看中醫，又看西醫，盲目濫投醫，亂吃藥。剛吃完藥，如果沒有馬上見效，就懷疑一切，疑神疑鬼，甚至為了早日康復，自行加大藥量。往往是

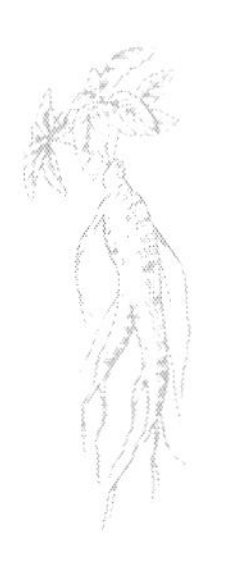

「西藥一大把，中藥一大碗」，結果適得其反，把胃都吃壞了。到頭來，一照胃鏡檢查：胃糜爛，還不知其緣由。

其實任何一種藥物在體內發揮作用都是有一個過程的；而且一味強調藥效，而忽視了疾病康復是藥效、心理等綜合效應在起作用也是錯誤的。

總之，上述用藥心理都是不可取的。只有正確的辨證與認識藥物，合理的用藥，豁達、樂觀的對待疾病，與醫護人員緊密配合，才能藥到病除，早日康復。

小提示

用藥的最終目的是希望治癒疾病，但並不是每個病人都能如願以償。有時，即便醫生的診斷與用藥都正確無誤，但由於患者用藥不夠規範合理，從而導致疾病遷延不癒，甚至越治越複雜，越治越嚴重。

身體虛弱慢慢補

身體虛弱的人，稍微吃一點補品，就口舌生瘡，徹夜不眠，腹脹腹瀉，這叫虛不受補。虛不受補的原因是多方面的，有的是補不得法，有的因補的不得時令，有的則是因為向來體虛，不能承受峻補諸方。往往先由消化不良，進一步影響吸收機能低落，身體缺乏營養，形成氣虛血弱。氣虛血弱反過來影響消化吸收機能，於是吃一些補品就引起不良反應。

虛不受補的人應該怎樣調理呢？根本之法是調理脾胃。中醫稱：「脾為後天之本，腎為先天之本。」調理脾胃的藥物，黃耆較為安全而有效，它不僅是補氣的要藥，還可健脾，用於補虛損不足，旺健脾胃，退肌膚虛熱；瘡科用之，可以排膿，活血生血，內托陰疽；若自汗過多，則可以固表止汗。但剛開始時黃耆用量不能多，否則用了以後也受不了。若用黃耆調理虛不受補的話，不妨用下列方法：開始時用少量黃耆每日放在一定比例的水中熬煮成汁，代替茶作為日常飲料。可用黃耆二十到三十克煎水飲用，若春夏之日，則配合一些炒米一起放在一定比例的水中熬煮成汁；若秋冬之日則加三到五枚南棗，用八百克水煎至五百克當茶飲用。依此法飲用三到五天，待胃腸適應了，就可將黃耆逐漸增加，直到加至六十克。採用此法之後，可以用黃耆燉肉、煲肉，以增強體質。從此用黃耆作為調理品，脾胃自然日漸健旺。脾胃健旺後，消化能力自然增強，虛不受補的問題也就迎刃而解了。

調理身體的藥物，配伍很重要。有人問我說，服用燉人參後，感到心煩，難於入睡，覺得煩燥。這種情況可以在燉人參時加入麥門冬十粒，以減少燥性。麥門冬有清心養心之功效。

一般來說，「鮑、參、翅、肚」皆是滋陰助陽好食品。氣血兩虛的人可以用來調理身體。但這幾種海產珍品，鮑魚和魚翅的製作方法比較麻煩，一般家庭不易做到。海參、魚肚，則食用方法簡單，滋陰助陽之力也很不錯。海參有補腎助陽、潤燥

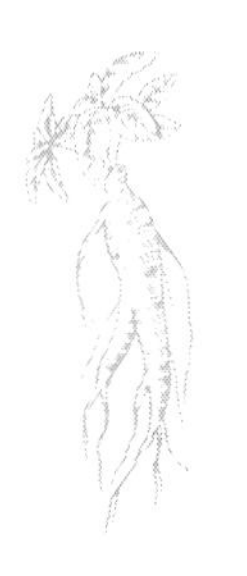

通腸、滋陰助陽之功效，可用為病後、老年體弱的調理。吃海參，對預防動脈硬化也有作用。老人尿多，夜頻尿頻，青年體弱遺精，也可以海參為主，配合肉類、清補藥材（如淮山、枸杞、龍眼肉之類）或燉或煲，療效也不錯。海參這種海產品，既適合作為秋冬補品，也適合夏天作為補充體力的食品。因為海參不寒不燥，性質溫和，適合四季食用。牠雖含膠質，但這種膠質含脂肪不多，食用後胃腸很少發生滯膩現象。

魚肚（原名花膠）是從魚腹中取出魚鰾，切開晒乾而成。魚肚有滋陰助陽、固腎培精之功。對於肺腎虛弱、氣血虧損的人，用它做食品最為適宜。只是魚肚的膠質多一些，平日消化能力弱的人，不宜吃得太多太頻繁。魚肚的吃法，可用來燉雞，或配些瘦肉煲湯食用。有人認為新上市的花膠雖有補益作用，但消化力弱者多食乃有點寒滯。因此最有益的是吃陳年花膠。所謂陳年花膠，就是貯藏三到五年以上的花膠。它更適合於年老體弱的人。

有些生育過多的婦女，上年紀後常會頭腦眩暈、臉色蒼白、手足冷、腰膝痠軟等症狀。不妨用桑寄生、紅棗煮水當茶飲。桑寄生有補肝腎、養血、調理內臟機能的功效。但這味藥，重用則有苦澀味，輕用則性質平和而甘淡，用於食品療法的用量不宜多。紅棗有補中益氣、潤肺生津之效，並可壯胃健脾，也可常食用。

小提示

不要混淆「補」與「治」的界限。當今社會，「補」字的含義既含混又複雜，各式各樣的保健品、飲品、滋補品推陳出新，加上這些商品的廣告經常誇大其詞的過分渲染，使得某些患者以「補」代藥，生病時首先想到的是「補」，而不是積極問醫求藥，從而延誤疾病的診治。就現代醫學觀點而言，某些經科學驗證的滋補品，應是具有增強免疫功能的調節劑，對某些疾病能起生物調節的功能，在治療過程中能起輔助治療作用。因此，選用補品要適當才對。

國家圖書館出版品預行編目資料

治癒假象：小病為何被治成大病，找對病因才能治好病 / 楊力著 . -- 第一版 . -- 臺北市：崧燁文化事業有限公司，2021.12
面；　公分
POD 版
ISBN 978-986-516-947-3(平裝)
1. 中醫 2. 預防醫學
413.21　　110019014

治癒假象：小病為何被治成大病，找對病因才能治好病

作　　者：楊力
發 行 人：黃振庭
出 版 者：崧燁文化事業有限公司
發 行 者：崧燁文化事業有限公司
E-mail：sonbookservice@gmail.com
粉 絲 頁：https://www.facebook.com/sonbookss/
網　　址：https://sonbook.net/
地　　址：台北市中正區重慶南路一段六十一號八樓 815 室
Rm. 815, 8F., No.61, Sec. 1, Chongqing S. Rd., Zhongzheng Dist., Taipei City 100, Taiwan (R.O.C)
電　　話：(02)2370-3310　　傳　　真：(02) 2388-1990
印　　刷：京峯彩色印刷有限公司（京峰數位）

定　　價：375 元
發行日期：2021 年 12 月第一版
◎本書以 POD 印製